最新科学で発見された

正しい寿命の延ばし方

代謝機能研究所 所長
今井伸二郎 著
IMAI SHINJIRO

SOGO HOREI PUBLISHING CO., LTD

はじめに

　私が本書執筆を依頼された直接のきっかけは、日本テレビ系列の『カズレーザーと学ぶ。』という番組にコメンテーターとして出演したことです。そのときの番組のタイトルは「現代人の食と健康」で、私が担当した内容は「長寿遺伝子『サーチュイン』老化を遅らせる夢の食材!?」というものでした。私は10年前くらいから、このタイトルに関係した研究、特に健康長寿を手に入れるための機能性食品の研究を行っており、論文もいくつか発表していました。それらの論文が番組ディレクターの目にとまり、コメンテーターとして出演することになりました。

　この番組の主題にあるように、食による長寿が可能と考えられるきっかけとなったのは、2000年にマサチューセッツ工科大学の研究グループがサーチュインとよばれる物質を活性化させただけで寿命が伸びることを発表し、大きな話題となった研究からです。タンパク質には、機能を制御する役割としてアセチル基という化学物質が修飾しています。このアセチル基がタンパク質に結合していると、そのタンパク質はあまり機能しない状態になってしまっています。しかし、そこにサーチュインの酵素が働くとアセチル基が外れるため、その結果タンパク質が機能を復活し、細胞も元気を取り戻し細胞分裂も活発になります。

本書のキャッチコピーにもあるように、「命の回数券」ともよばれるテロメアは細胞の分裂のたびに長さが短くなっていき、分裂回数の限度を規定するものです。細胞の寿命、ひいては細胞の集団でもある人間の寿命にも直接関係しています。このことからテロメアを命の回数券とよぶわけですが、テロメアの長さを復活させるのがサーチュインです。

サーチュインが活性化すると、テロメアの長さが長くなり、細胞の寿命が長くなることが科学的に証明されています。本書では、このテロメアの長さを復活させるサーチュインについて詳しく解説し、健康で活力あふれる老後を手に入れるための方法を読者の皆さまに提供したいと思います。

一般的には人の寿命を人為的に延ばすなど不可能と思われてきました。しかし、近年の科学はそれを可能にするヒントをつかみました。それがサーチュインです。そのヒントを元にした研究者の努力により、サーチュインを活性化する食品の発見に至り、人の寿命延長はより現実味を帯びてきたのです。しかも、もたらされた長寿は寝たきりや認知症などを伴わない、いわゆる健康長寿なのです。

健康長寿もさることながら、本書では寿命に関する食の最新情報に加え、多くの方が悩んでいるアレルギー、うつ病や認知症などの脳神経疾患などの予防に有効な食品についても解説していきます。

また、多くの方が疑問を持たれている最近の話題として、処理水問題についても持論を展開します。2022年、福島第一原子力発電所事故に関わる原子炉冷却に用いた処理水が海洋放出され、これに対し中国が強く反発しました。このことは食に深く関わることですので、科学者としての見解を読者の皆さまに共有したく、解説していきます。

処理水の海洋放出についてはマスコミも報道していますが、その安全性について具体的な比較がなく、「政府は安全だと言っているが、実際のところはどうなのだろうか?」という疑問を持っている方もいることでしょう。そこで、その安全性について具体的な比較を交え、解説していきます。

処理水問題を含め、本書で解説している話題はほとんどマスコミなどで紹介されていません。ですので、一般の方にとっては最新の話題といって差し支えありません。それだけに、内容に疑いを持たれる方も少なくないかもしれません。しかしながら、本書に書かれた内容のほとんどは私自身が研究に携わり、かつ第三者的な目で監修も行ってきました。

科学者の中には、新発見の栄光の魅惑に惑わされ、捏造に手を染めてしまう方もおられます。しかし、本書で記載された内容は研究者のモラルを守り行われた研究であり、さらに査読付き論文で審査を受け受理された研究でもあります。すなわち、本書で記載されている内容は十分信用にたるものであり、自信を持っていることをここに付け加えさせていただきます。

代謝機能研究所　所長　今井伸二郎

第2章

アレルギーに対する機能性食品のありかた

第3章 健康食品の実態と効果的な機能性食品

DTP・図表：横内俊彦
ブックデザイン：木村勉
校正：新沼文江
編集：市川純矢

第1章

老化を遅らせる遺伝子の機能について

#「寿命」と「健康寿命」は何が違う？

日本の平均寿命が高いのは誇れること？

読者の皆さまは、日本は平均寿命が高い、世界でも屈指の長寿大国だと思っていませんか？　確かに、2022年分の日本の男性の平均寿命は81・47年、女性の平均寿命は87・57年と数字の上では立派なデータが残されています。また、男女合わせた平均寿命を国際比較でみると、1位は日本の84・3歳、2位はスイスの83・4歳、3位は韓国の83・3歳となっています。しかし、皆さまの周りにいるご老人を思い出してみてください。おそらくその中には、寝たきりであったり、認知症を患っていたり、何らかの病を抱えている人が多いのではないでしょうか。ここからも分かるように、実は日本の平均寿命が一番というのは、必ずしも誇れるわけではないのです。

「寿命のことなんてそんなに気にしてない」「今が健康ならそれでいい」という働き盛りの人も、将来寝たきりや認知症になってしまうのは避けたいでしょう。そのようにならないためにも、ぜひ本書を最後まで読んでください。きっとあなたのためになると思います。

寿命とは生まれてから死ぬまでの時間のこと

健康で天寿をまっとうできる人の寿命を、**健康寿命**とよびます。**最期の日を迎えるまで病気にならず、健康で一生を終えることができる人の平均的な年齢**を示します。

寿命と健康寿命にはどのような違いがあるのか、まずはそれを最初に知っておいていただきたいと思います。

まずは一般的な寿命です。寿命とは、命がある間の数学的な長さのことであり、**生まれてから死ぬまでの時間**のことを示します。工業製品などが市場に登場してから衰退するまでの期間のことも寿命とよびます。本書ではあくまで**人が生まれてから、死に至るまでの期間を寿命とよぶ**ことにします。

寿命とは、生命が本来持っている時間的な長さの指標です。その長さは、環境によって左右されるため、一定ではありません。寿命の長さには個人差があり、誕生してすぐに死んでしまう人もいれば、１２０年以上生きる人もいます。

しかし、先天性の病気や事故などの不本意な理由で亡くなる場合、寿命という概念からは少しかけ離れてしまいます。したがって、そのような想定外の事象がなければ、**人は老衰という生命の決まり事で死ぬもの**だという考えが成り立つわけです。このことから、**老衰で死ぬことを寿命とよぶのが一般的**です。

90歳以上の方が亡くなれば、ほとんどの方は「寿命だからしかたない」と言います。しかし、寿命は神様が決めるわけでも、自分自身で決められるわけでもありません。

寿命はテロメアの長さによって決まる

科学的には、寿命は**テロメア**とよばれる真核生物の染色体の末端部にある構造の長さによって規定されています。テロメアは老化を語るうえで欠かせません。体をつくる細胞の染色体の両端にあり、**テロメアの長さは細胞の寿命の長さを表します。**このことから**命の回数券**ともいわれています。テロメアの長さが短くなると、老化以外にも、がんや動脈硬化といったさまざまな病気にかかりやすくなります。

最近になって**テロメアの長さは生活習慣を見直すことで復活する**可能性が見えてきまし

た。まさに健康長寿はテロメアの長さを復活させることにあり、健康で長生きするためには、テロメアとどう付き合えばいいのかが重要になります。

テロメアは染色体の両端にあり、染色体を保護する役割を担っています。染色体とは、生物の遺伝情報の本体であるＤＮＡが収納されている細胞内の構造のことです。細胞は分裂して増殖するわけですが、細胞が分裂するたびにテロメアの長さは少しずつ短くなっていきます。逆にいえば、テロメアの長さが短くなればなるほど、細胞分裂の回数が減り、やがて分裂しなくなってしまいます。これが細胞の老化です。

テロメアは染色体の末端を保護しているといわれていますが、はっきりとした役割は分かっていません。しかし、テロメアの科学的な長さと平均寿命は数学的に相関があることは事実です。とはいえ、**テロメアの長さが長いからといって、交通事故に遭わないわけではありません**。事故や突然の病気を予想するファクターではないわけです。

もし事故や突然の病気にならないと仮定して、テロメアの長さを調べてみたい方やこれから説明するサーチュイン遺伝子の発現量を調べてみたい方は、ネットで検索してみてください。検査の受託会社があり、どちらも測定することができます。

健康寿命には環境が深く関係している

健康寿命には、食生活や運動、遺伝的要素などの環境要因が深く関係しています。健康寿命は前述のように、老人がかかりやすい寝たきりや認知症などの病気になることなく命をまっとうできる寿命、つまり「ピンピンコロリ」のことをいいます。

私の知り合いに、祖父や父親が心筋梗塞で亡くなって、自分もそうなることを危惧して、卵などのコレステロールが多い食品の摂取を控えて、運動を毎日続けている人がいます。まねしようとしてもなかなかできない立派な生活習慣ですが、その人はジョギング中に心臓発作を発症しました。幸いにも死には至りませんでしたが、冠状動脈にステントを留置する手術を受けることとなりました。

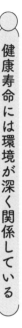

この事例からは、**食生活の改善や運動習慣は遺伝的要素に勝てない場合もある**ことが分かります。つまり、**健康寿命を伸ばすことは簡単には達成できない**わけです。

健康寿命を伸ばせないのなら、この本を読む必要はないのではと思ったかもしれません。しかし、困難な道でも方法次第で克服できるものです。本書の巻末にも書いていますが、機能性食品はそれを信じるかどうかが大きく効果に関わります。これは何も、テレビの健康食品のコマーシャルを信じろといっているわけではありません。

世の中には**プラセボ効果**といって、まさに、信じる者は救われる効果が実在します。**試験では効くはずのないサンプルを摂取した人が効果を示してしまう**ことが頻発します。つまり、**科学的薬効を超えて精神的作用が上回る現象が起こる**のです。本当に効く成分を摂取して、さらに精神的な作用が重なれば、疑って摂取した人よりも強い効果が表れるのは当然のことです。迷信を信じろということではなく、せっかく効くと思って試すなら、とことん信じて納得がいくまで続けてほしいわけです。

まとめ

- ✔寿命とは、生命が本来持っている時間的な長さの指標のこと
- ✔健康寿命とは、寝たきりや認知症などの病気になることなく命をまっとうできる寿命のこと

なぜ「寝たきり」や「認知症」になってしまうのか

平均寿命が長いことで起こる問題

本節では、健康寿命の問題について解説します。それは平均寿命の長さと、全体的な健康と幸福に関連する課題と懸念です。

日本は世界でも平均寿命が長い国の一つですが、この寿命延長により、多くの問題や考慮事項が発生しています。人口の高齢化が急速に進み、国民の大半が高齢者となりました。この人口動態の変化は、医療、社会保障、高齢者を支えるための生産年齢人口の比率など全体的な負担となっています。

●生活習慣病の増加

日本が近代化し、経済成長を遂げるにつれて、国民のライフスタイルや食事のパターンも変化してきました。新鮮な魚、米、野菜、発酵食品を特徴とする伝統的な日本の食生活は、加工食品、高濃度の塩分と糖分、肉の消費量の増加など、より西洋化された食事に大きく置き換えられてきました。この変化は、肥満、糖尿病、心血管疾患などの生活習慣病の増加に深く関わっています。

●長時間労働とストレス

日本の労働文化は長時間労働と激しいプレッシャーで有名であり、それが高いストレスレベルやワーク・ライフ・バランスの欠如につながっているといわれています。身体的、精神的健康に悪影響を及ぼし、さまざまな健康上の問題や生活の質の低下にもつながる可能性があります。

●高齢者の孤立と孤独

日本はまた、特に高齢者の間で社会的孤立と孤独が増大する問題に直面しています。家族が小規模化、細分化され、従来の支援制度が弱体化するにつれ、多くの高齢者が一人暮らしか介護施設で社会的交流が制限された状態で暮らしています。社会的孤立は精神的健康や幸福に悪影響を及ぼし、全体的な生活の質の低下につながってしまいます。

●医療への負担

高齢化による負担の増大と生活習慣病のまん延により、日本の医療制度にも大きな負担がかかってしまっています。高齢者に適切な医療、長期ケア、支援サービスを提供することは、資源と医療インフラの両方の点で大きな課題となっているわけです。

これらの問題に対処するために、日本政府やさまざまな団体は、健康的な食生活の推進、運動の奨励などの対策を講じてきました。しかし、依然として解決には至らず、さらなる課題が山積している状況です。

というのもこの問題の根は深く、一朝一夕には解決できそうにはありません。それは、その根底に「老いは悪である」という日本独自の考えがあることが一因かもしれません。姥《うば》捨て山伝説のように、江戸時代には口減らしのために高齢の親を捨ててもいいといった非情なお触れがあったことからもうなずけます。仏教では「老いは善である」とした考えがありますが、むしろこの考えを広げる方策をとるべきなのかもしれません。

寝たきりや認知症になる理由

日本の人々が寝たきりになったり、認知症を発症したりする要因はいくつかあります。

●寝たきりや認知症になる理由①　人口の高齢化

当たり前ですが、前述したように、人口の高齢化が最も大きな理由です。人は年齢を重ねるにつれて、運動障害や認知機能の低下など、さまざまな健康上の問題を抱えやすくなります。しかし、寝たきりや認知症にもならず元気に暮らす高齢者もたくさんいらっしゃいます。

●寝たきりや認知症になる理由②　慢性疾患の増加

高齢化の次に強く関連する原因が慢性疾患の増加です。特に心血管疾患、糖尿病、呼吸器疾患などの慢性疾患は、年齢の増加に伴い発症数も増加していきます。これらの状態は身体的健康の低下につながり、寝たきりになりやすくなります。

●寝たきりや認知症になる理由③　身体活動の不足

3つ目の要因が、身体活動の不足です。

座りっぱなしのライフスタイルや定期的な運動不足は、筋力低下、可動性の喪失、および寝たきりになるリスクが増加する可能性があります。

日本の高齢者の多くは、移動能力の制限、社会的孤立、老人は慎ましくあるべきという文化的規範などの理由により、非活動的な生活を送っていると考えられます。意外だと思われるかもしれませんが、**運動習慣の低下は認知症の発症も増加させてしまう**のです。

週3回以上歩く人は、認知症の危険度が3分の2になる

カナダのラヴァル大学老年医学研究ユニット教授のLaurinらは、4000人を超える高齢者の運動習慣を4年間追跡調査したところ、週3回以上歩く人は、認知症を患う危険度が全く運動しない人たちに比べて3分の2に、週3回以上速歩をしている人たちは半分に減少することを明らかにしました。

なぜ週3回以上速歩をしている人の発症率が半分に下がるのかというと、速歩は有酸素運動となり、脳への血流を改善し、その結果、血糖値を正常化させる効果があることから、

認知症の発症率が低下したものと考えられています。

アルツハイマー病を含む認知症は、高齢化が進む日本において重大な懸念事項となっています。認知症の正確な原因は完全には理解されていませんが、年齢、遺伝的要因、ライフスタイルが関与している可能性があります。認知症は認知機能の低下、記憶喪失を引き起こし、最終的には広範なケアやサポートが必要になる可能性があります。

まとめ

- ✔ 寝たきりや認知症の主な理由は高齢化にある
- ✔ 週3回以上歩くと、認知症の発症率が低下する

健康寿命を延ばしてくれる遺伝子がある

そもそも、遺伝子とは？

ここでは、健康寿命を延ばす秘訣について解説していきます。

「サーチュイン」という言葉をご存じでしょうか。**健康寿命のカギは、サーチュインにあります。**サーチュインの設計図が、長寿遺伝子または抗老化遺伝子ともよばれるサーチュイン遺伝子です。いきなりサーチュインという聞きなれない言葉が出てきて戸惑われた方も多いと思います。このサーチュインについては後ほど詳しくご説明しますので、もう少しお待ちください。

まずは遺伝子とはなんなのか簡単に説明しておきましょう。高校で生物を勉強して、遺伝子について知っている方は読み飛ばしていただいても結構です。

遺伝子は生命の設計図ですので、全ての生命が持っています。遺伝子の正体はアデニン（A）、チミン（T）、シトシン（C）、グアニン（G）の4種類の塩基（ヌクレオチド）という化学物質が一列に規則的に並んだ糸状の重合した分子です。その分子がデオキシリボ核酸（DNA）で、それこそが遺伝子なのです。

ヒトもチンパンジーも遺伝子配列の99・9％は同じ

ヒトの場合、遺伝子DNAの全長（塩基の連続した結合の数量）は**約30億個**という、想像もつかないような数があります。そして**その配列の99・9％は、私も読者の皆さまもチンパンジーも同じ**です。別の言い方をすれば、全塩基数30億個のうち、29億9700万の塩基配列は同じですが、300万の塩基の配列は異なっていることになります。科捜研（科学捜査研究所）を舞台にしたドラマで、DNAの配列が一致したとか一致しなかったといっているのは、この塩基配列のことです。

ヒトの30億塩基対の配列全てに意味があるわけではなく、実際に遺伝子として働いている遺伝子の数はおよそ2万1000個です。そしてその平均の塩基対数は2万7000ですので、これをかけると5億6700万となります。この数値は全塩基のうち19%となり、約80%は機能に直接関係ない配列となります。

機能に関係ない配列のほうが多いことを不思議に思うかもしれません。遺伝子の安定性に必要などの説があるようですが、なぜなのかはよく分かっていません。

2万1000個の遺伝子の一つがサーチュイン遺伝子

余談が長くなりましたが、2万1000個の遺伝子の一つがサーチュイン遺伝子です。前述したように、遺伝子は設計図です。長寿遺伝子であるサーチュイン遺伝子も設計図ですので、それ自身が機能するわけではありません。

遺伝子DNAは「転写」という働きでメッセンジャーRNAという塩基に合成されます。そしてこのメッセンジャーRNAを元に「翻訳」という働きでタンパク質が合成されます。

もう少し分かりやすく説明するために、アデニン、チミン、シトシン、グアニンの頭文字A、T、C、Gで説明してみましょう。4種類が3個並ぶ組み合わせはAAA、TTTなど4×4×4=64通りあります。そこからできるアミノ酸の羅列をひらがなに置き換えてみましょう。例えばAAA=い、TTT=で、CCC=ん、GGG=し、だとすると、

図表1　コドン表

1文字目	2文字目								3文字目
	T		C		A		G		
T	TTT	Phe	TCT	Ser	TAT	Tyr	TGT	Cys	T
	TTC		TCC		TAC		TGC		C
	TTA	Leu	TCA		TAA	STOP	TGA	STOP	A
	TTG		TCG		TAG		TGG	Trp	G
C	CTT	Leu	CCT	Pro	CAT	His	CGT	Arg	T
	CTC		CCC		CAC		CGC		C
	CTA		CCA		CAA	Gln	CGA		A
	CTG		CCG		CAG		CGG		G
A	ATT	Phe	ACT	Thr	AAT	Asn	AGT	Ser	T
	ATC		ACC		AAC		AGC		C
	ATA		ACA		AAA	Lys	AGA	Arg	A
	ATG*	Leu	ACG		AAG		AGG		G
G	GTT	Val	GCT	Ala	GAT	Asp	GGT	Gly	T
	GTC		GCC		GAC		GGC		C
	GTA		GCA		GAA	Glu	GGA		A
	GTG		GCG		GAG		GGG		G

AAATTCCCGGという遺伝子の設計図から「いでんし」という配列になります。もし、AAACCCGGTTTという配列なら「いんしで」になります。これをコドン表という遺伝暗号表にして実際のアミノ酸で見てみましょう。図表1のコドン表によればAAA＝Lys、TTT=Phe、CCC=Pro、GGG=Glyですので、AAATTCCCGGという遺伝子の設計図からLys Phe Pro Glyというアミノ酸配列ができるわけです。

アミノ酸の種類は20種類のため、一つのアミノ酸あたり4種類の塩基配列が相当する場合もあります。サーチュイン遺伝子の場合、１２６０塩基対で、そこから転写翻訳されるタンパク質のアミノ酸配列の長さは４２０個になります。その４２０のアミノ酸がつながったタンパク質がサーチュインです。

このサーチュインがどのような機能を持っているのかというと、タンパク質のアセチル基という化学分子を外す反応をします。タンパク質は遺伝子から転写翻訳され合成された段階では何も修飾されていませんが、しばらくするといろいろな化学物質が結合して、タンパク質の基に影響を与えます。その代表的な結合（修飾）がアセチル化です。

図表2をご覧ください。タンパク質を構成する20種類のアミノ酸のうちの一つであるリジンというアミノ酸の一部の水素分子（H）が、アセチル基（CH_3CO）に置換したのがアセチル化です。つまり、タンパク質は20種類のアミノ酸が遺伝子の設計図に従って規則的に

並んでいるわけですが、そのうちのリジンのみがアセチル化しているわけです。

タンパク質がアセチル化するとどうなる？

それでは、タンパク質がアセチル化するとどういうことが起こるのでしょうか？　機能的な作用としては、まず**遺伝子の制御**が挙げられます。そのほかに、**細胞内での連絡**、**代謝の調節**などにも関与しています。

①遺伝子の制御

タンパク質のアセチル化は、遺伝子ＤＮＡの構造を調節することにより、遺伝子発現の制御において極めて重要な役割を果たしています。ヒストンというＤＮＡを保持する構造がアセチル化するとその構造にゆるみが出て、転写を調節する物質がアクセスしやすくなります。その結果、遺伝子の活性化が促進されたり、逆に遺伝子の発現が不活化したりする場合もあります。

図表2　アセチル化

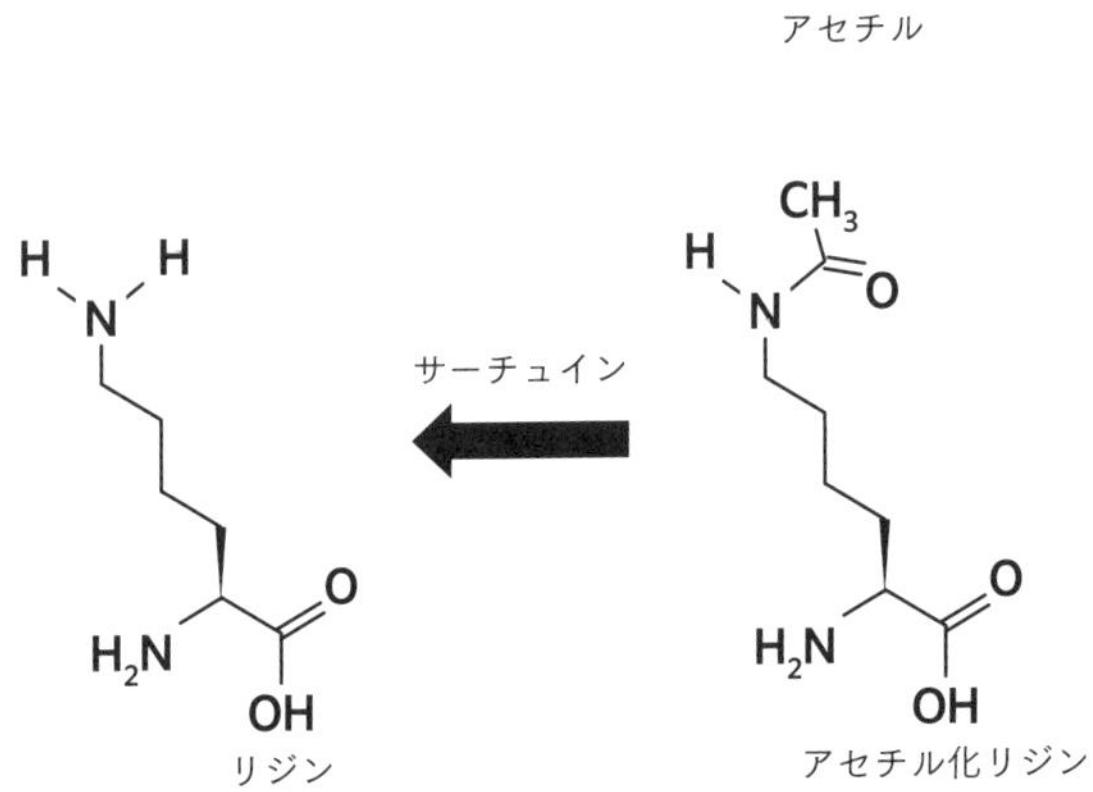

②細胞内の連絡

細胞内の連絡はシグナル伝達とよばれる現象ですが、タンパク質のアセチル化は、細胞シグナル伝達経路における重要なメカニズムとして関連しています。アセチル化はタンパク質間の相互作用、安定性、細胞内局在に影響を与えており、それにより細胞の増殖、異なる組織や形態に変化する「分化」とよばれる現象にも関与するシグナル伝達に影響を与えています。

③代謝の調節

代謝とは、体の中で起きている化学反応の総称です。ちなみに、代謝は英語でメタボリックといいます。ヒトも生き物ですので、酸素や栄養素を食事として取り込み、

図表3　炭水化物の消化吸収

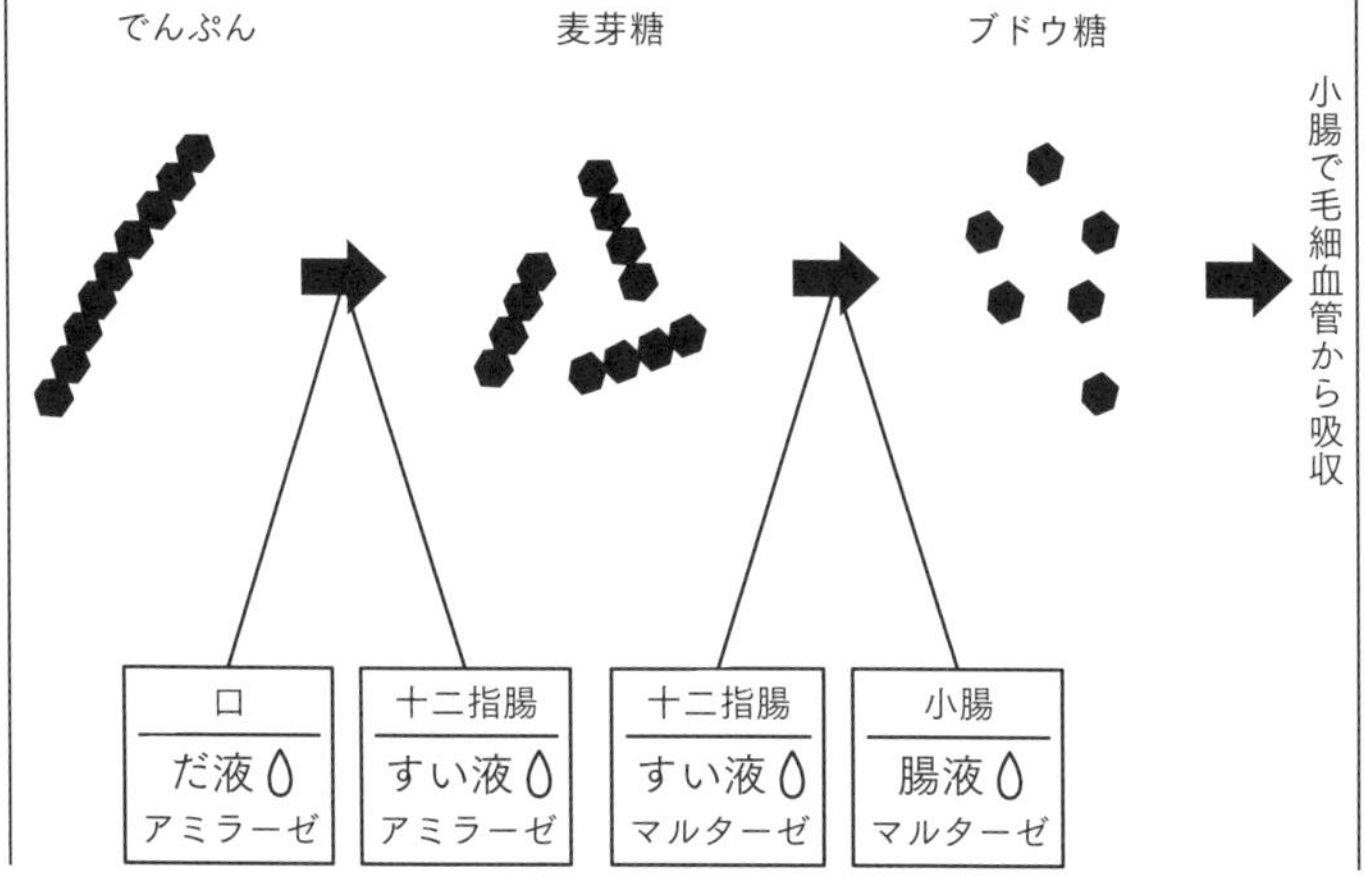

それを消化し、体内に吸収して自分の一部にしたり、活動に必要な物質やエネルギーを生み出したりしています。一方で、おしっこのように、体内の活動で不要になった老廃物を外に排出することも代謝に含まれます。

このように、体の中で起こっているさまざまな化学反応によって物質が変化していくことを、代謝とよびます。

私たち人間は、生きていくためにエネルギーが必要です。図表3に示したように、食事の栄養素で最も重要なエネルギー源である糖やでんぷんなどの炭水化物は、消化されグルコースとなって吸収されます。このグルコースはエネルギー源となって、呼吸によって取り込まれた酸素とともに化学反応により、分解され、エネルギーへと変換されていきます。

このように、タンパク質のアセチル化は、さまざまな代謝反応に関与しています。酵素や調節因子に直接影響を及ぼし、代謝恒常性に関与していると考えられています。

特に、グルコースを酸素とともにエネルギーへと変換する回路など、エネルギー代謝に関与するタンパク質のアセチル化は、その活性を調節し、細胞のエネルギーバランスに影響を与えています。このタンパク質のアセチル化がバランスよく制御されていれば健康で長生きもできるわけですが、**加齢や不摂生によりアセチル化のバランスがくずれてしまうと、遺伝子発現、細胞の連絡、代謝が不調となって病気を引き起こし、もし病気にならなくても、病気の予備軍的状態に陥ってしまいます。**すなわち、タンパク質のアセチル化の変化は、多くの疾患に関与していると考えられています。

アセチル化パターンの調節不全は、正常な遺伝子発現を妨害し、がんの発生と進行に寄与する可能性もあります。さらに、アセチル化の障害は、神経変性疾患、心血管疾患、糖尿病などの代謝性疾患とも深く関連しています。したがって、アセチル化経路を標的とすることが、これらの状態における潜在的な治療戦略として浮上しているわけです。

図表4　輪止め

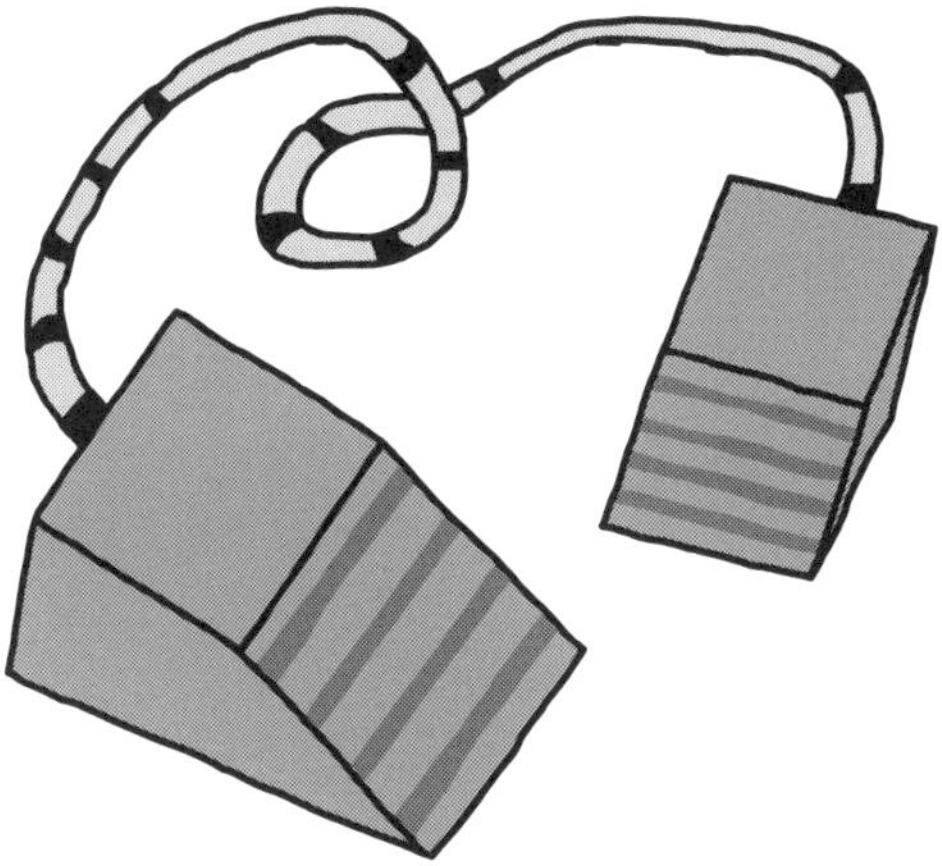

ところで、図表4の「輪止め」をご存じでしょうか？　輪止めとは、バスやトラックなど坂道に停車するときに、タイヤの前後に置いて車が自走しないようにする道具です。

車がタンパク質だとすると、この輪止めはアセチル基にあたります。本来、機能を持ったタンパク質は無制限にその機能を発揮してしまいます。しかし、その機能を制限しないと反応は行きすぎてしまい、かえって生命にとっては不都合が生まれてしまいます。そこで、輪止めが車の暴走を防いでいるように、**タンパク質をアセチル化させることで、機能が暴走しないように制限を加えている**わけです。

サーチュインが注目されているのはどうして？

このようにタンパク質のアセチル化は生命の維持に重要な反応ですが、行きすぎたアセチル化反応を元に戻すように、アセチル化したタンパク質からアセチル基を外す反応を起こすのがサーチュインです。つまり、**サーチュイン遺伝子発現を増加させたり、遺伝子産物であるサーチュインタンパクを活性化させたりすると、生物の寿命が延びる**とされています。

サーチュイン遺伝子の遺伝子発現により合成されるサーチュインタンパクは、脱アセチル化という反応を進める酵素です。このことから、サーチュインの作用が注目され、寿命延長や代謝調節の標的分子として一躍脚光を浴びたのです。

サーチュインの機能を向上させる方法として、遺伝子の発現量を増やす方法とサーチュインを活性化する方法があります。しかし、この2つの方法がどう違うのかよく分からない人も多いと思います。そこで、野球を例に説明してみることにします。

ある球団では投手の戦力不足で負けが込んでしまい、投手の補強が必要と思われます。

そこで、２通りの方法で補強することにしました。１つは球速が１５０㎞／h程度の投手を現在の3名から倍の6名に補強するという戦略です。もう一方は、補強の人数は増やさず、現在のエースピッチャーの体力改善を図り、球速を１７０㎞／hまで上げるようにするという計画です。前者で予想される勝ち星の増加と、後者の方法による勝ち星の増加は同じです。

この補強策をサーチュインの機能向上に置き換えてみましょう。前者の方法である投手の人数を増やすのはサーチュイン遺伝子の発現量、すなわちサーチュイン遺伝子から作られるサーチュインタンパクの生産量を増加させることにあたります。一方後者の体力改善により球速を増加させるのは、サーチュインタンパクに刺激を加え、サーチュインタンパクがアセチル基を外す速度（一定時間にアセチル基が外される個数）を上昇することにあたります。つまり、遺伝子発現の上昇でサーチュインタンパクが2倍になれば、アセチル基が一定時間で外れる数も2倍になります。また、反応速度が2倍になれば、アセチル基の外れる量も2倍になり、どちらの方法も同じような効果が期待できるわけです。

この後に説明するレスベラトロールやウロリチンといった食品成分は遺伝子発現量を増加させ、アルキルレゾルシノールは反応速度を上昇させる作用を持っています。

まとめ

✔ サーチュイン遺伝子が健康寿命を延ばすカギ

✔ タンパク質のアセチル化の変化は、多くの疾患に関与している

なぜ生き物は死ななければならないのか

寿命を調節するプログラムとメカニズム

なぜサーチュインが必要な状況、すなわち、アセチル化のバランスが崩れてしまうのか。その答えは「寿命」にあります。

そもそも、なぜ生き物は死ななければならないのでしょうか？　生き物はライフサイクルの自然な一部として死に至ります。生き物が死ぬ理由はいくつかありますが、普遍的な理由として、**老化と遺伝的メカニズムが**関係しています。

老化は、時間の経過とともに細胞、組織、臓器の劣化につながる複雑なプロセスです。生物が老化するにつれて、その生物学的システムと免疫システムの効率が低下し、病気にかかりやすくなります。この身体機能の進行性の低下は、最終的には生体がもはや生存できない点に達し、死に至ります。

生物には、寿命を調節する遺伝的プログラムと細胞メカニズムがあります。

これらのメカニズムは、細胞分裂、DNA修復、テロメア維持などのプロセスを制御します。時間の経過とともに、遺伝子コードや細胞プロセスにエラーが蓄積し、機能不全や最終的には死に至る可能性があります。

生物がなぜ死ぬ運命なのかは、このような生物学的理由なわけですが、理由は分かっても、なぜ死ななければならないのかの答えにはなりません。そう、死に至る理由は分かっても、どうしてそうなるのかは明確にはなっていないということです。

これから申し上げることはあくまで私の推論です。

生物学者のダーウィンが提唱した**進化論**という言葉を聞いたことがあるかと思います。この進化論は、**全ての生物は環境に適応した種のみが生き残れる**ことを表しています。自然淘汰（自然選択）説とよばれる考えです。どのような過酷な環境でも、それに対応できた種のみが生き続けられるように遺伝子が変化していくことを示しています。

遺伝子がよりよい形に変化するためには、現在の種は進化した子孫に置き換わる必要があります。つまり、**新しい遺伝子を持った子孫を残すために、自らの種は滅びる運命にあ**

るということです。

進化が必要な種ほど、速いサイクルで交雑（生殖行動）を行う必要があります。**生物は進化するために、寿命が存在する**のです。

一般的に、生物は大きい体の生物ほど寿命が長い傾向にあります。

恐竜のように超大型の生物は敵もほとんどおらず気候変動などにも順応でき、進化の必要もあまりないため、短いサイクルでの交雑の必要がなく寿命が長いのです。

アセチル化は生殖行動に大きく関係している

アセチル化のバランスが崩れていく理由は、よりよい進化を得るために交雑が済めば、アセチル化のバランスをゆっくりと崩していき、老化を進め、さらには寿命をまっとうするようにプログラムされた結果と考えられます。

ヒトの細胞の恒常性は20歳ごろまでがピークで、その後徐々に低下していきます。このことはアセチル化のバランスとも並行しています。ヒトの好適生殖年齢は10代後半から20代までですので、生殖行動とアセチル化はリンクしていると考えられます。

岸田内閣では異次元の少子化対策を打ち上げていますが、**少子化に至った理由は、日本人の平均寿命が長くなりすぎたことも無関係ではない**でしょう。

ヒトは近代になり飛躍的に科学技術が進歩し、進化のプログラムを逸脱した環境適応を獲得することになり、進化の必要性を失ってしまった可能性があります。必要は発明の母といいますが、**進化という必要性があってこそ、ヒトは優秀な子孫を残す生殖行動が進められてきた**のでしょう。

実際、第二次世界大戦直後の第1次ベビーブームのころの平均寿命は女性で54歳であり、社会も「産めよ増やせよ」と出生数は増加し、合計特殊出生率は4・5まで達しました。合計特殊出生率、つまり女性が生涯で出産する子どもの数が4・5人と、現在の1・31人の3倍以上です。ベビーブームが生物としてのヒトが進化するための現象だとはいいませんが、出生の増加を必要とする本能の現れであったことは否めません。

長生きはいいこと？

善人ほど早くに亡くなり、悪人ほど長生きするという考え方があります。この考え方は、ある意味では本当かもしれません。長生きした人や長生きを希望している人が悪いといっているわけではありませんが、この言葉の本質は、生への執着が強い人はその執着により善悪の見境を失いがちなことを遠回しに表現していると考えられます。

生への執着は必ずしも罪悪ではありません。むしろ「天に与えられた生」を重要視していることにほかなりません。**生への執着は、まさに長寿遺伝子であるサーチュイン遺伝子を活性化させることといえます。**

一方で、生への執着が少ない人は物事に淡々としている人で、潔い、さばさばとした、割り切りのいい人ということになるのでしょう。これらの性格の人は「善人」と称されることがあります。生への執着が少ない人は、サーチュイン遺伝子があまり活性化していません。

サーチュインの活性化で最も効果的とされているのは、カロリー制限です。

図表5をご覧ください。ウィスコンシン大学の研究で20年にわたり猿の集団を飼育し比較したものです。人間でいう70歳に相当するアカゲザルを2つのグループに分け、片方のグループは満腹になるまで餌を与え、もう片方のグループにはカロリーを30％減らした餌を与えました。すると、写真のように見た目にも非常に顕著な違いが出ました。

人間でいえば老人にあたる年齢なわけですが、**飽食の猿は老人のように生気がなく、体**

図表5　猿を飼育したときの比較

餌を満腹まで与えたグループ　　餌のカロリーを30%減らしたグループ

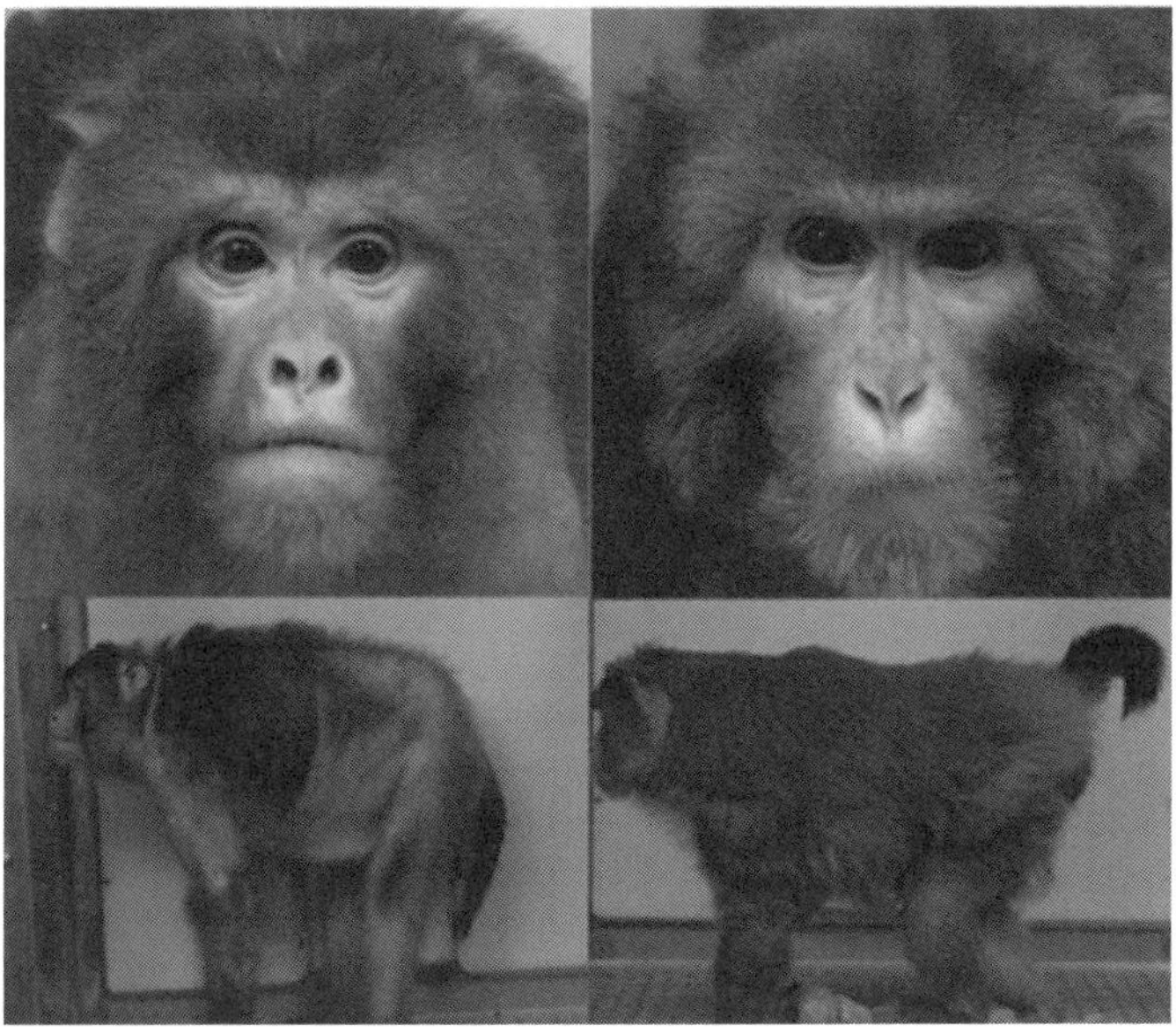

出典　Colman R. J. et al, Science. 2009 ;325(5937):201-4.

毛も抜けて、人間でいえばはげの状態になってしまっています。食事が常に十分得られ、生存のために争う必要がない状況が飽食の猿です。この猿は餌を自ら探したり、仲間から略奪したりするといった、競争により餌を得る必要はありません。

一方で、**カロリー制限をした猿は見た目も精悍《せいかん》で体毛もふさふさしています。**与えられる食事が少ない猿はいつも飢えていて、闘争本能も高く、生きることに執着した状況です。

本来、野生の猿は自ら餌を求め、あるときは仲間さえも犠牲にして、闘争により餌を求めなければ生きていけない状況で生活しているわけです。まさに、生への執着こそが長寿遺伝子サーチュインを活性化するといえます。

飽食を人間の子どもでいうと、家に帰ればお母さんが食事を作っていて、おやつもいつでも食べられる状況です。前述した第二次大戦直後の第一次ベビーブームのころは、国から与えられる栄養は十分ではなく、闇市に関わる人や自給的農家以外の人はほとんど栄養失調の状況でした。おそらく、このころの人々は食事を得るために必死で、毎日が飢えとの戦いだったと思います。

当時はまだサーチュインは発見されていなかったので、その遺伝子発現量や活性化の程度、アセチル化のバランスも測定はできません。そのため断言はできませんが、おそらくサーチュイン遺伝子発現量、活性化の程度は高度で、アセチル化のバランスは低く保たれていたのではないでしょうか。

まとめ

✔新しい遺伝子を持った子孫を残すために、自らの種は滅びる運命にある

✔生への執着は、長寿遺伝子であるサーチュイン遺伝子を活性化させることである

寿命はどのようにプログラムされている？

寿命と細胞の関係

どんな生き物も細胞という単位で構成されていますが、細菌や酵母などは細胞1個でできている単細胞生物であるのに対し、人間などの哺乳類や植物などは多細胞生物です。ヒトをはじめとしたあらゆる多細胞生物に寿命があるように、単細胞の細菌にも寿命はあります。そして、**寿命は細胞の寿命に深く関係しています。**

細胞は分裂により増殖しますが、個々の細胞にはそれぞれ寿命があり、常に細胞は分裂と細胞死のバランスにより生命体としての機能が維持されています。この細胞分裂と細胞死のバランスが**細胞死よりも分裂のほうが上回っていると、個体としては成長している**ことになります。一方で、細胞死が分裂を上回ってしまうと、老化という生命の機能低下を引き起こしていくのです。

生命として誕生するタイミングは出産のときだとイメージしている人がほとんどだと思いますが、生物学的には生命の誕生は受精のときと考えたほうが合理的です。なぜなら、生命の誕生から死までの期間で、受精直後の細胞分裂が最も速度が速く、頻度が高いからです。

1個の細胞が分裂を繰り返して生命体になる

想像してみてください。わずか1個の細胞が分裂を繰り返し、数十兆個の細胞となり生命体となるのです。受精卵はまさに単一の細胞から分裂を繰り返し、さらに細胞は分化という個々の細胞の特徴を手に入れ個体へと成長し続けていくのです。

出産により母体から離れても、分裂と細胞死のバランスは分裂のほうが細胞死を上回って成長を続けます。**赤ちゃんのときも成人になっても、細胞1個の大きさは変わりません。**ですので、赤ちゃんから成人に達するころまでは細胞の総数は増加しています。

しかし、通常の生活であれば、成人に達すると分裂と細胞死のバランスは細胞死のほうが分裂を若干上回って老化が始まります。細胞の分裂は栄養を摂取し、そのエネルギーを利用することで行われます。すなわち「老化」とは、人間をはじめとする生物が栄養素として食事を摂取することでエネルギーを利用し、細胞分裂を繰り返し、細胞死とバランスをとって生命を維持した状態から、徐々にその状況が変化していくことなのです。

骨は老化によりスカスカになる

生命の維持には細胞の分裂は必須で、分裂を繰り返し、体を常に作り変えていることになります。たとえば、骨。骨という組織は、一度できた後はあまり変化しないと思っている人も多いのではないでしょうか。

実は図表6に示すように、骨は破骨細胞による分解と骨芽細胞による骨形成が起こります。この骨形成と破骨のバランスが老化により崩れてくると骨を構成する細胞数が減少し、骨の密度が減少してしまいます。いわゆる**骨《こつ》粗《そ》鬆《しょう》症《しょう》**とよばれる骨がスカスカになってしまう状態です。

骨粗鬆症は閉経後の女性に多い病気で、女性ホルモンとの関係があります。しかし、男女を問わず老化でも同じ状況になってしまう場合があります。

破骨細胞による骨の分解は骨の細胞の細胞死を促す反応であり、骨形成は骨を形成する

図表6　骨形成と破骨

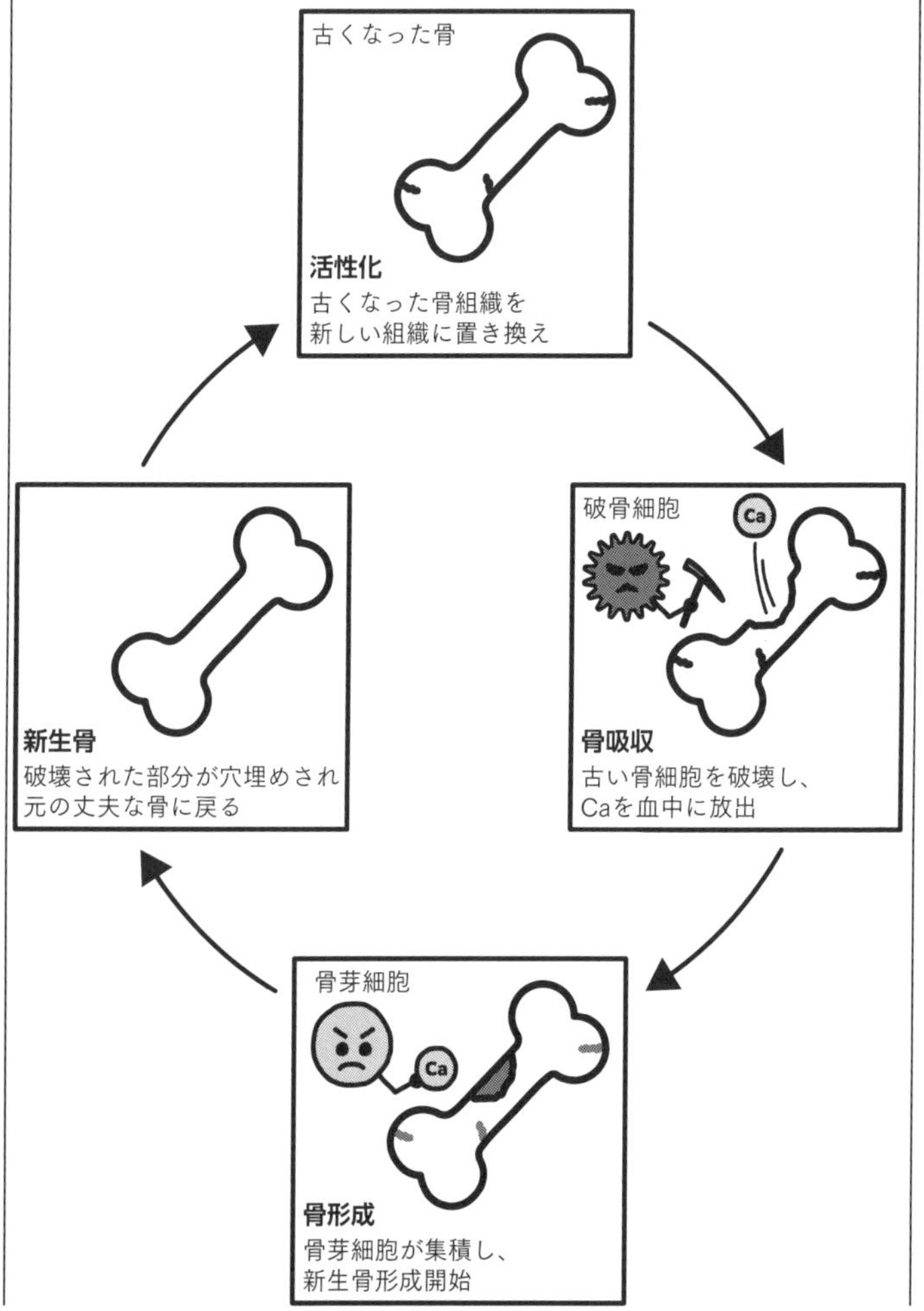

古くなった骨
活性化
古くなった骨組織を
新しい組織に置き換え
破骨細胞
Ca
骨吸収
古い骨細胞を破壊し、
Caを血中に放出
骨芽細胞
Ca
骨形成
骨芽細胞が集積し、
新生骨形成開始
新生骨
破壊された部分が穴埋めされ
元の丈夫な骨に戻る

細胞の細胞分裂を促進させる反応にほかなりません。

この例のように、老化は細胞分裂と細胞死のバランスで細胞死のほうが分裂を上回っていることを示しているわけです。

まとめ

- ✔ 細胞分裂が細胞死を上回ると、個体として成長していることになる
- ✔ 細胞死が細胞分裂を上回ると、老化という生命の機能低下を引き起こす

「命の回数券」ことテロメアについて

老化で最も変化が表れやすいのは筋肉の衰え

骨は体を構成する組織のうち、その量が多く割合の高い組織ですが、**筋肉もまた割合の大きな組織**です。体重に占める筋肉の量を筋肉率とよびますが、年齢別の平均的な数値を図表7に示しました。その数値を見てみると、20代男性の44％をピークに年齢とともに低下し、60代では29％になってしまっています。

老化で最も顕著に表れる状態の変化は、筋肉の衰えです。本書の読者皆さまの最も多い年齢層は、40～50代と聞いております。この年齢層はちょうど若さを超え、年齢の差を実感し始めたころではないでしょうか。代表的なところでは、老眼による**視力の低下**が当てはまります。言葉の通り、老眼は老化の一つです。老眼は目のピント調節に関わる筋肉の

図表7　年齢別の筋肉率とその目安

年代	20代	30代	40代	50代	60代
女性	39%	37%	33%	30%	26%
男性	44%	37%	34%	31%	29%

目安	高い	やや高い	標準	低い
女性	30%以上	28〜30%	26〜28%	26%以下
男性	39%以上	35〜39%	31〜35%	31%以下

出典　日本肥満学会

老化が原因なのです。

ほかにも、自分では気がつかなくても片足立ちができなくなったり、子どもと遊んでいるときに思ったような働きができなくなったり、筋肉の衰えは徐々に進行していきます。

私は執筆を行っている2023年現在65歳ですが、寝床から起き上がるのに苦労を感じています。老化の表れが最も顕著に実感できるのは、やはり筋肉の衰えです。

老化とは具体的にどんな状態？

それでは、細胞単位の老化とは具体的にどういう状態なのでしょうか？

すでに本書で何回かお伝えしているテロ

メアについて、ここで改めて解説していきます。テロメアは「命の回数券」ともよばれています。**テロメアが短くなっていると、寿命が短くなった**ともいわれます。

テロメアとは、遺伝子の本体であるDNAの先端に存在する構造を示す言葉です。実際にはテロメアは細胞分裂の制御や、その結果を示す指標に使われている構造体です。細胞分裂を繰り返すたびにその長さは短くなり、限界に達すると遺伝子であるDNAの複製ができなくなってしまいます。

DNAの複製とは、細胞分裂の現象のことです。前述したように、老化は細胞死が細胞分裂を上回ってしまったことを示しています。DNAの複製ができない＝細胞分裂ができないため、細胞死のレベルが変わらない限り老化に至ってしまいます。実際、テロメアが限界に達し細胞分裂がストップしてしまうと、皮膚はシワシワになり、筋肉は弱まり、その結果、足腰も弱くなってしまいます。

『死神』という落語をご存じですか？　とある死神が、「ろうそくの一つ一つは人の寿命である」といい、「おまえは間もなく死ぬことになる」と、今にも消えそうなろうそくを指し示します。驚いた男が「助けてほしい」と懇願すると、死神は新しいろうそくを差し出し、「これに火を継ぐことができれば助かる」といいます。そして、男は今にも消えそうな自分のろうそくを持って火を移そうとするのですが、焦りから手が震えてうまくいかず、死んでしまうという内容です。

似たような話が漫画やドラマでもありますが、共通するのはろうそくです。命の回数券とよばれるテロメアですが、まさにこの寿命のろうそくと一致します。燃えてしまい短くなったろうそくは長さを戻すことはできませんが、テロメアは長さを戻すことができる点で寿命のろうそくとは違います。落語になるような逸話が現実となり得る科学の進歩は驚きですね。

命の回数券は毎日の生活の中で使い切ってしまう

つまり、日々食事をし、栄養を補給するたびに細胞分裂が繰り返され、「命の回数券」であるテロメアを使い切ってしまい、我々の細胞個々で老化が進み、生命全体が死に至ってしまうことになります。栄養素の摂取が標準的であれば老化はそれほど進みませんが、過食とよばれる過剰な栄養の摂取は細胞分裂を過剰に進めてしまうことになり、結果として命を縮めることになります。

図表8　老化とテロメア

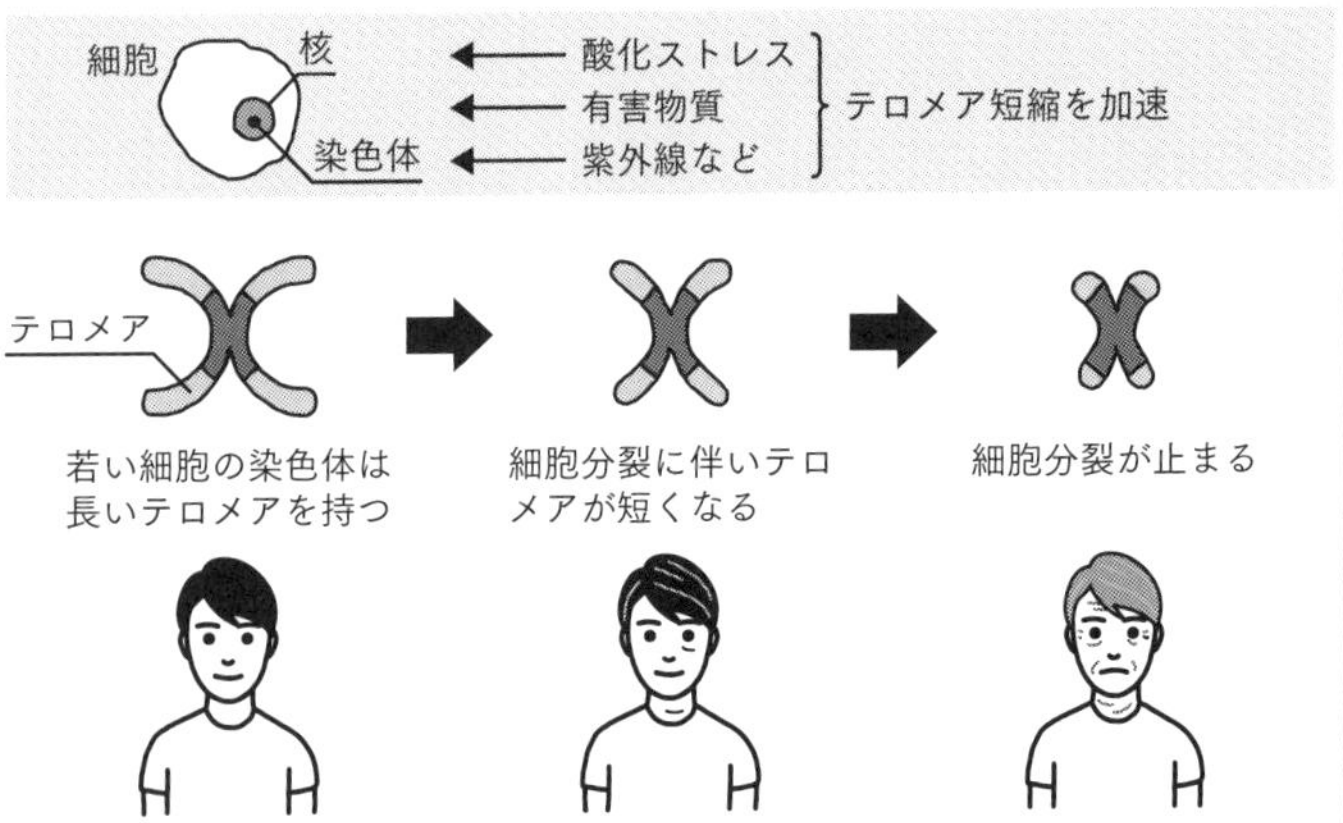

2000年のマサチューセッツ工科大学の研究によって、テロメアの減少を抑制（短くなる頻度を少なく）し、老化した細胞を修復する長寿遺伝子を発見しました。それが「サーチュイン遺伝子」です。サーチュインはタンパク質のアセチル化、つまり老化した細胞の傷を修復する機能を上昇させ、テロメアの機能を回復させる効果があるわけです。

赤ちゃんのときはテロメアが長く元気な細胞です。ところが、20歳程度を境にテロメアは徐々に短くなっていき、細胞はそれ以上分裂できなくなり、その結果、細胞は制止し、細胞死を迎えます。**細胞が制止した状態から、赤ちゃんのときのように元気な細胞に戻してくれるのがサーチュインの**

図表9　テロメアの復元

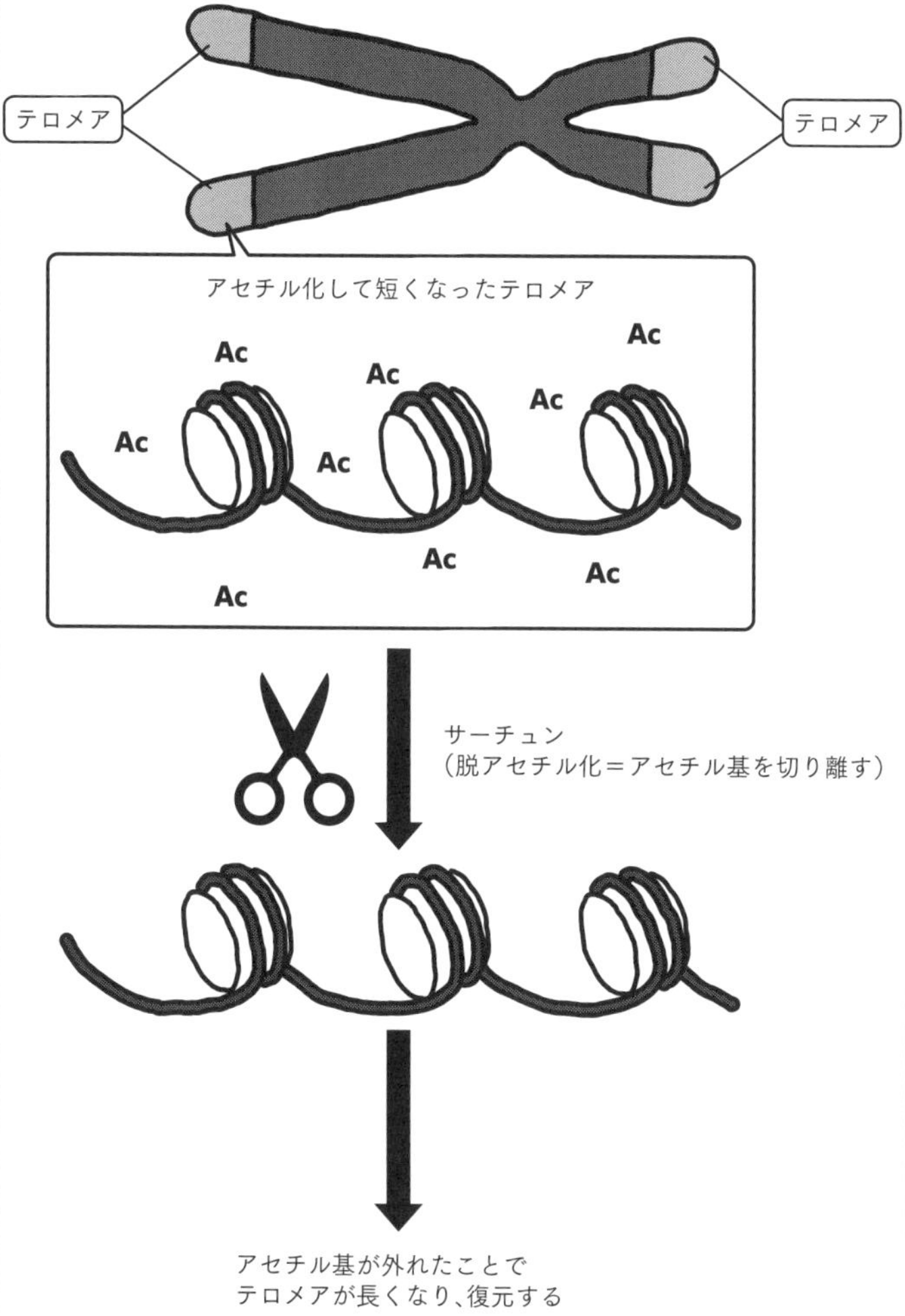
テロメア
テロメア
アセチル化して短くなったテロメア
Ac
サーチュン
（脱アセチル化＝アセチル基を切り離す）
アセチル基が外れたことで
テロメアが長くなり、復元する

作用です。

生きるための力と死に向かう力は均衡状態にある

このサーチュイン遺伝子は、普段は人間の体内ではあまり活躍していません。これは研究段階で理由はまだはっきりしていませんが、人間には「**恒常性**」という食べたり息を吸ったりする生きるための力と、「寿命」という死に向かう力があり、両者が通常は均衡しています。つまり、**死にそうな状況になればそれに抗って体は生きようとする**のです。

2010年のチリの鉱山落盤事故で17日間閉じ込められた後に生還できたのも、サーチュインが活性化したからということは十分にあり得ます。

ここまでの話を聞くと、「じゃあサーチュイン遺伝子は死にそうにならないと活躍しないのでは?」と思うかもしれませんが、なにも死にそうでなくともいいのです。体が死に向かうベクトルが近いと思わせればいいのです。**日常的に死が近いと思わせる方法は、空腹**です。反対に食べ過ぎてしまうというのは、生きるベクトルが強すぎる状態です。

通常の食事量から30%のカロリーをカットすると、サーチュインが活性化します。チリのトンネル事故の話も、1日おきに缶詰のツナを2さじ、クラッカーを半分くらいしか食べられなかったからこそ、カロリーをカットすることになりサーチュインが活性化したのかもしれません。

まとめ

- ✔テロメアが短くなると、寿命も短くなっている
- ✔テロメアは、毎日食事をするだけで使い切ってしまう

体の不調のあれこれはサーチュインで回復する

サーチュインには本当に効果があるの？

前述したように、長寿遺伝子サーチュインはサーチュインタンパクを作る設計図です。つまり、実際に寿命に作用しているのはサーチュインタンパクです。以降サーチュインタンパクをサーチュインとよぶことにします。

サーチュインはタンパク質のアセチル基を外す機能のタンパク質の一つであることはすでに説明しました。本項目では、なぜサーチュインが働くと寿命が延びるのか、また、寿命が延びるだけではなく、なぜ健康寿命も延び、メタボリックシンドロームの予防にも効果があるのかを解説していきます。

サーチュインが働くと寿命が延び、健康寿命も延び、メタボリックシンドロームの予防にも効果があると聞いても、そんなこと信じられるでしょうか？

「そんなこと信じられない」「どうせまやかしでしょ」と思うかもしれませんが、これは事実です。

冒頭で、信じる者は救われると申し上げました。私は本書の売れ行きのためにこういったことを書いているわけでも、協力会社の利益のために申し上げているわけでもありません。私は、自ら実施したさまざまな実験や、世界中から集めた科学論文情報から、**サーチュインの活性化により寿命が延びるだけでなく、健康寿命も延び、メタボリックシンドロームの予防にも効果があることを確信しています。**この項では、それが事実だと私が言い切る根拠を示していきたいと思います。

サーチュインが働くと寿命が延びるのはなぜ？

まずは、寿命についてです。寿命が老化により規定されていて、それが細胞の分裂と細胞死のバランスにより決まっていることは、すでにご理解いただけたかと思います。

細胞の分裂は食事により栄養を摂取し、それをエネルギーに変換していけば自ずと進んでいきます。一方で、細胞の死はアポトーシスという細胞自殺により規定されていることも解説しました。しかし、細胞分裂も、細胞死である細胞のアポトーシスも、その制御はタンパク質のアセチル化によりなされています。

細かい話は読者の皆さまの興味の障害になるかもしれませんので、ここでは省略します。アセチル化のバランスがアセチル化増加方向に傾くと細胞分裂は減少し、細胞のアポトーシスによる細胞死が増加してしまい、結果として老化が進んでしまいます。しかし、このアセチル化量がサーチュインの機能により減少していくと細胞分裂は増加し、一方細胞死は減少して体の機能維持に重要な細胞の総数は増加していくことにつながっていきます。これが、老化を抑制することになり結果として寿命が延びていくことになります。

サーチュインが働くと健康寿命が延びるのはなぜ？

それでは次に、サーチュインが活性化すると健康寿命も延びる理由を解説します。

前述したように、健康寿命とただの寿命との違いは、老化に伴う疾患や、成人病が延長し天寿をまっとうするために障害となる疾患に罹患するのか、しないのかの違いです。

老化に伴う疾患の代表は認知症です。一方で寝たきりに至る基礎疾患は冠状動脈性疾患の心筋梗塞や狭心症、そして脳血管系疾患の脳梗塞や脳卒中です。これら疾患の基本となる原因は、高血圧や動脈硬化です。

興味深いことに、高血圧や動脈硬化の発症要因に前述の代謝機能が深く関与しています。しかも、この代謝を制御している基本的生化学反応にタンパク質のアセチル化があります。老化と同様、アセチル化のバランスがアセチル化方向に傾くと、これら疾患の発症が増加していくといわれています。ですので、サーチュインの活性化はアセチル化バランスをアセチル化抑制方向に傾かせ、その結果動脈硬化を抑制します。さらに、冠状動脈疾患や認知症の発症にタンパク質のアセチル化が関係するとの説も報告されており、**サーチュインの活性化は認知症を直接に抑制している**可能性も示唆されています。

老化や代謝性疾患の最大の原因といわれる高血圧にもタンパク質のアセチル化は関与し、事実**サーチュインの活性化誘導は血圧の低下を誘引する**という論文も報告されています。

血圧や動脈硬化の原因に関与するコレステロールが、肥満により増悪することは周知の事実です。肥満は、食事として得たグルコースのうち、エネルギーに変換できずに余ったグルコースを脂質として蓄える反応が過剰になり、脂肪組織として過剰に蓄積された状態を示す疾患です。

サーチュインの活性化は、この脂質代謝を促進することで脂肪を燃焼させる反応を亢進させます。ですので、この作用も老化性疾患の抑制につながっています。

まとめ

- アセチル化量が減少すると、老化の抑制になり寿命が延びる
- サーチュインの活性化は、認知症を直接抑制している

サーチュインを活性化させる方法

カロリー制限は基本的に長続きしない

さて、それではアセチル化タンパク質からアセチル基を外す機能のあるサーチュインを活性化するにはどうしたらよいのでしょうか？　ここでは、サーチュインを活性化させる方法を解説します。

最も直接的なサーチュインの活性化は、食事のカロリー制限です。P45でお話ししたように、アカゲザルに30％のカロリー制限をすると、サーチュインが活性化され寿命延長が期待できます。しかし、この方法はあまりおすすめできません。なぜかというと、意識してカロリーをカットする食事は食欲を激しく刺激し、相当に意思の強い人でない限り長続きしないからです。

我慢できずにカロリー制限した後に通常食に戻すと、かえって過食になってしまう場合が多く、この状況は体重のリバウンドを引き起こしてしまいます。

サーチュインの状態もカロリー制限していた間は順調に活性化していても、制限を解除した直後に脱アセチル化活性は低下し、タンパク質のアセチル化量も元に戻るのみならず、かえって増えてしまう危険性もあります。

カロリー制限は免疫機能の低下をもたらす

仮に、非常に意思が強いという理由でカロリー制限を続けられたとしても、別の問題があります。おそらく、この本をお読みの方で、今まで風邪をひいたことのない人はいないでしょう。なぜ風邪をひいてしまうのかというと、まず、体温の低下によって免疫系の機能が下がってしまいます。その結果、風邪ウイルスが体内に侵入し、免疫システムが初期防御できずにウイルスが増殖してしまい、感染状態に至ってしまうからです。

免疫系の機能を低下させるのは、体温の低下だけではありません。**栄養状態の低下もまた、免疫システムの機能低下を引き起こします。**カロリー制限による栄養状態の低下は直接免疫システムの低下をもたらすだけでなく、さらに体温の低下をも引き起こすのです。

食事をすると体が温かくなるのを感じたことがあるでしょう。食事により摂取した栄養素は体内に吸収され、筋肉組織などの細胞内では栄養素は呼吸により得た酸素とともに燃焼されエネルギーとなります。このエネルギーは熱エネルギーのため、当然体温も上昇します。しかし、カロリー制限した場合は、体内に吸収された栄養素は細胞内で燃焼されず細胞の成分として合成されてしまいます。そのため、当然体温は上昇しません。

このように、**カロリー制限は免疫システムの低下をもたらし、感染症のリスクを上昇させてしまいます。**風邪程度の感染であれば大きな問題はありませんが、がんを引き起こすウイルスや直接死を招くような感染であれば、結果的に寿命を縮めることになってしまいます。

栄養失調に至るようなカロリー制限は感染症のリスクを引き起こし、寿命延長どころか死を招いてしまう可能性があります。ダイエットや健康目的でカロリー制限や絶食を行う人がいますが、この行為も同じ理由でおすすめできません。

糖質制限は効果がある？

読者の中には、糖質制限に興味を持っている人もいるのではないでしょうか？　糖質制限は、低炭水化物ダイエットまたはケトジェニックダイエットとよばれることがあり、その潜在的な健康上の利点により人気を集めています。

例えば、炭水化物を制限すると、主に全体的なカロリー摂取量が減少するため、体重減少につながる可能性があります。また、炭水化物を制限することで、体は貯蔵された脂肪をエネルギーとして燃焼するよう促され、その結果、体重が減少します。

さらに、炭水化物制限は特にインスリン抵抗性の糖尿病の人にとっても有益です。炭水化物の摂取を最小限に抑えると血糖値が安定する傾向があり、インスリンやその他の血糖降下薬の必要性が減少します。

当然、糖質制限は摂取カロリーの減少にもつながりますので、サーチュインの活性化を誘導します。その結果、寿命が延びる可能性があります。

糖質制限の多くの欠点

このように、糖質制限は一見素晴らしい食事法に思えます。しかし、**カロリー制限と同様糖質制限も私はあまりおすすめしません。**

糖質制限には多くの欠点もあることが知られています。例えば、糖質制限をすると食物繊維、ビタミン、ミネラル、抗酸化物質の重要な供給源である果物、全粒穀物、豆類などの特定の栄養価の高い食品の摂取量が減少してしまう結果につながります。糖質の多い食品である果物や穀類を食べないことは、糖質以外の必要な栄養成分を摂取しないことにつながってしまうのです。このように、食事方法として適切に管理されずに糖質制限食を実施すると、これらの必須栄養素の欠乏のリスクを高める可能性があります。

全粒穀物、果物、豆類などの多くの高炭水化物食品は、食物繊維の優れた供給源です。食物繊維は、健康な消化を維持し、血糖値を調節し、健康な腸内微生物叢《そう》を促進するために不可欠です。糖質制限による食物繊維の摂取不足は、便秘、消化器系の問題、腸内細菌叢のバランスの崩れを引き起こしてしまう可能性があります。

炭水化物を制限するとどうなる？

本来、**糖質などの炭水化物は我々人体にとって好ましいエネルギー源**です。特にアスリートなどの激しい身体活動を行う人の場合、炭水化物の摂取が大幅に制限されると、エネルギーレベルの低下、疲労、運動能力の低下につながってしまいます。

炭水化物の不足は、体を維持するための燃料として脂質を使用することで順応できます。

しかし脂質分解の程度が強すぎた場合は、脂質をエネルギーに変換するのに手間取り、運動活動中は効率的ではないことになってしまい、問題が発生する場合があります。

糖質制限は、穀物、豆類、芋類などのでんぷん質を多く含む野菜の摂取を避けるか、極端に制限することと同一視されている場合が多いようです。これらの食品の摂取制限により、肉食が極端に増加してしまい、結果的に好き嫌いの助長、伝統的な日本的食習慣から逸脱し、食生活の社会的状況を満たすことが困難になってしまいます。

また、欠乏感を引き起こし、長期的にこの食生活を続けることが難しくなる可能性もあります。**炭水化物が極端に制限されると、炭水化物よりも多くの脂肪、特に飽和脂肪を摂取することにつながります。**飽和脂肪の多い食事は、心臓病のリスクを高め、コレステロール値を上昇させ、その他心臓血管の健康に悪影響を与える可能性があります。

もし、十分な管理のもとで糖質制限が行われれば、前述した肥満の抑制や寿命が延びるなどの利点も得られますが、その継続には極端な自己管理が必要です。ちなみに、私にはとてもできない芸当です。

糖質制限を実施した場合は、飽和脂肪やトランス脂肪を最小限に抑えながら、ナッツ、種子、アボカド、脂肪の多い魚などの健康的な脂肪源摂取を優先することが重要です。

糖質制限は日本人には感覚的に合わない？

人によっては、厳格な糖質制限を長期にわたって維持することが難しい場合もあります。本来、農耕民族である日本人にとって、肉類を主体とした糖質制限食は、感覚的に受け入れられない方法なのかもしれません。毎日肉食を続けると、体は麺類などの炭水化物を欲します。お酒を飲んだら締めのラーメンを食べたくなるのが、まさにそうです。

糖質制限食の場合、ビールも日本酒もダメです。焼酎やウイスキーは残留糖質が少ないですが、アルコールも炭素と、酸素、水素から構成されている炭水化物の一種ですので、厳しくいえばこれら蒸留酒の摂取もできません。ましてや、蕎麦やラーメンも食べられないなんて、私にはとても耐えられません。

このように、限られた食品しか摂取できないことに対する不満感や、定食屋で定食を注文したら必ずご飯がついてくるなどの潜在的な社会的制限により、さまざまな状況でその食事法を遵守することが困難になりやすい側面もあります。もし、持続可能な食事方法の変更が可能で、過剰な努力や犠牲を払わずにライフスタイルに組み込むことができるならば、この糖質制限は成功する可能性が高くなるのかもしれません。

ここで少し息抜きを。お酒を飲んだあとには締めのラーメンや雑炊が食べたくなりますよね。アルコールの利尿作用で塩分が不足し、塩気があるものを欲することは理解できますが、あれだけ飲んだり食べたりしたにもかかわらず、炭水化物が食べたくなるのはなぜでしょう？　本来アルコールは有毒であるため、生体は糖代謝よりアルコール代謝を優先して行います。そのため食事由来の炭水化物の分解が遅れることで、炭水化物をもっと欲するのです。酔うと運動量が増加し、筋肉内でのグルコース消費が増加することも関係しているといわれています。

そもそも、糖質制限はいつ、どこから始まったの？

実は糖質制限は最近始まったダイエット法ではなく、1970年代にアトキンスダイエットという名前でアメリカを中心に大流行しました。アメリカの心臓病専門医、ロバート・アトキンス（Robert Atkins）が提唱した食事療法の一種です。炭水化物の1日の摂取量を20g以内に抑え、減らした分タンパク質と脂肪の摂取量を増やすことにより、脂肪がエネルギー源として常に消費され続ける状態に誘導するダイエット法です。

アトキンスは「肥満の原因は炭水化物にある。炭水化物摂取を制限する代わりに、肉、魚、卵、ステーキ、バターのような、タンパク質と脂肪が豊富な食べ物は自由に食べてかまわない。ただし、炭水化物が多いものは可能な限り避けなさい」と推奨しました。

肉など脂っこいものが好きなアメリカ人には、この食事法は大歓迎され大流行しました。ところが提唱者のアトキンスが心臓発作を起こし、その後転倒により急死したことにより、その流行は急速に衰えていきました。

日本でも、糖質制限ダイエットの第一人者として知られるノンフィクション作家の桐山秀樹が61歳という若さで急逝しました。診断書に書かれた死因は心不全とのことで、糖質制限ダイエットが原因で心不全を誘発したのではないかとささやかれ、新聞紙上を騒がせました。アトキンスや桐山の死とダイエットが関与しているのかは不明ですが、実践していた人々にとってマイナスに働いたのは事実のようです。

まとめ

- ✔栄養失調に至るようなカロリー制限は死を招く恐れがある
- ✔日本人にとって肉類を主体とした糖質制限は感覚的に受け入れにくい

世界で一番売れている機能性食品レスベラトロール

レスベラトロールって何？

「カロリー制限もダメ、糖質制限もダメならどうすればいいの？」「これじゃ食事で健康寿命を延ばすなんてできないじゃん」という疑問やあきらめが出てくるころではないでしょうか。ご安心ください。ここからが本書で最もお伝えしたいことです。

健康長寿の鍵は長寿遺伝子サーチュインにあることはすでにご説明しましたが、このサーチュインに関わるいくつかの食品成分があります。

皆さまは世界で一番売れている機能性食品は何かご存じでしょうか。それは、レスベラトロール（化学用語でスチルベン）という分類に入る物質です。

ＳＴＡＰ細胞の発見者として世の中の注目を集めた女性研究者の小保方晴子さんがその論文を発表したのが、世界中の研究者があこがれるNature誌です。私もこの科学研究誌に数回投稿し、あえなく撃沈してしまいましたが、**レスベラトロールがサーチュインの酵素活性速度を増強する活性があるとの報告**がNature誌に掲載され、世界中の研究者の注目を浴びました。それが、２００３年のことです。

サーチュインが長寿遺伝子として紹介され注目を浴びてから、数年でこの発見がなされたのですから、そのインパクトは相当のものでした。私も、一研究者としてこの発見を相当の驚きを持って迎えたことを覚えています。

レスベラトロールの論文はミスだった？

ところが、**この発見が実は実験上のミスによるものではないか**との論文が２００７年に報告されました。

２００３年のNature誌へのレスベラトロールの論文が発表されて以来、その効果を検証する研究は多数行われ、その有効性が実証されてきました。多くの研究者が、レスベラトロールの有効性を証明していたころに、その根本的な研究を疑うような論文が投稿されたのですから、大変な騒ぎとなりました。

レスベラトロールのサーチュインに関する研究を発表した人はアメリカの大変有名な研究者で、この研究を元にサーチュインを活性化する医薬品を開発するベンチャー企業を立ち上げ、その企業への投資額は1千万ドル以上にもなりました。それほどサーチュイン研究が盛り上がっている状況で、元々の研究が嘘なのではないかと主張する論文が出たのですから、それは大変なことになってしまいました。

私は、この反論論文が出たときには、「やはり、元々の論文が嘘だったのだろうな」と思いました。というのも、小保方さんに限らず**世界中の研究論文には疑うに足る不明点が多く存在する**のも事実だからです。研究はまず仮説をたて、それを実証していくのが一般的な手法です。しかし、必ずしも仮説がうまく実証されていくわけではありません。むしろ矛盾のあるデータが出てしまう場合が多いことも事実です。そんなとき人間は弱いもので、ついデータを書き換えてしまう誘惑に駆られてしまいます。

小保方さんに関していうと、偶然にでも、一度はSTAP細胞を作り出したのは事実だったのではないかと私は思います。しかし、残念ながら彼女の研究の進め方に原因があり、STAP細胞の再現ができないために、あのような結果になってしまったのでしょう。

このような研究の創作や偽装は多く存在していますので、レスベラトロールの発見もそうだと思い込んでいました。ところが、**その後レスベラトロールの発見は間違いないとする論文が、元々の発見の研究者から報告されたのです**。その内容は、アセチル基を外す相手のタンパク質の性質次第で、反応が進んだり進まなかったりするという内容でした。この内容には私も驚きました。さっそく、このことが事実かどうか検証の実験を行いました。その結果は正否半々といったところでしょうか。結論からいうと、やはり**レスベラトロールには脱アセチル化を進める活性はないか、あったとしてもあまり強くはない**と思われます。

結局、レスベラトロールは健康寿命を延ばせるの？

では、レスベラトロールには健康寿命を延ばす力はないのでしょうか？　そんなことはありません。レスベラトロールにはサーチュインの脱アセチル化反応を促進する活性はあまりありませんが、サーチュインの遺伝子発現を促進する活性は強いので、結果的にメタボリックシンドロームや老化に伴う疾患を予防する機能があります。

遺伝子の発現量が多いことは結果的にサーチュイン自体の量が増えることになり、脱アセチル化活性も高まることになるからです。

図表10　サーチュインの遺伝子発現を増加させる成分

成分	含有植物	対照比%
レスベラトロール	ブドウ種子	194
エラグ酸	ベリー類、ザクロ	187
プニカリン	ザクロ	265
プニカラギン	ザクロ	205
ウロリチンA	ザクロ	319
アクテオシド	ゴマ若葉	—
ブテイン	ダリア、黄花コスモス	—
ピセアタンノール	パッションフルーツ	—
フィセチン	ごぼう、いちご、ブロッコリー	—
ルテオリン	食用菊、パセリ	—

前述したように、健康寿命を延ばすにはサーチュインの脱アセチル化を促進させる方法と、サーチュインの遺伝子発現量を増加させる方法の2通りがあるのです。

サーチュインの遺伝子発現を増加させる成分について説明します。図表10をご覧ください。サーチュインの遺伝子発現を増加させる成分には、レスベラトロールをはじめ、エラグ酸、ウロリチンなどのエラグ酸誘導体、アクテオシドなどのフラボノイド類、ブテイン、ピセアタンノール、フィセチン、ルテオリンなどがあります。これらのうち、成分の量あたりの強さを比較すると表に示すように、比較的強いのがレスベラトロールです。

レスベラトロールはブドウの種子に含ま

れていますが、普通ブドウのタネは食用にはしません。それでは食品からレスベラトロールを摂取するにはどうしたらいいか。その答えは**赤ワイン**です。赤ワインは、ブドウを皮や種子ごとつぶしてそれを発酵させて製造されます。ですので、製造過程でタネが含まれるため必然的に赤ワインの中にはレスベラトロールが含まれます。一方、白ワインはブドウをつぶして濾過をしてから得たブドウジュースを発酵して作るので、**白ワインにはレスベラトロールは含まれていません。**

どのくらい赤ワインを飲んだら効果がある？

それでは、健康効果を期待してレスベラトロールを摂取するためには、どのくらい赤ワインを飲んだらよいのでしょうか？　赤ワインの種類にもよりますが、レスベラトロールは赤ワイン1杯に多くても1㎎程度しか含まれず、赤ワインを多飲するといわれているヨーロッパ人の1日摂取量もわずか2㎎と、食品としての赤ワイン摂取で健康に良い影響を与えることは少なそうです。

さまざまな実験データから、レスベラトロールの健康に良い影響を与える必要摂取量は1日あたり30㎎から150㎎といわれています。

仮に30㎎として、赤ワインでレスベラトロールを摂取するには3Lも赤ワインを飲むことになります。これでは、健康に良いどころか肝炎になってしまいます。肝炎にならなくても、アルコール中毒になってしまいそうです。

まとめ

- ✔レスベラトロールはメタボリックシンドロームや老化に伴う疾患を予防する機能がある
- ✔レスベラトロールはブドウの種子に含まれている

赤ワインよりもおすすめしたいザクロ

ザクロの効果

赤ワインからレスベラトロールを摂取しようとすると、かえって肝炎やアルコール中毒になってしまいます。そこでおすすめしたいのが、ザクロです。

先ほどの図表10に示すように、エラグ酸やプニカラギン、プニカリンなど複数のサーチュイン遺伝子発現誘導成分が多く含まれています。このため、食品としてサーチュイン遺伝子発現誘導成分を摂取しようとするなら、ザクロがおすすめです。

図表にあるウロリチンはザクロ自体に含まれているわけではなく、エラグ酸が体内に入り、腸内で腸内細菌の作用により変換されウロリチンとなります。このウロリチンの作用も相まって、サーチュイン遺伝子の発現量がアップすることが期待されます。

ザクロはジュースで飲むのがおすすめ

それでは、どのくらいザクロを食べればいいのでしょうか？

市販されているザクロジュースには、エラグ酸が１００㎖あたり30㎎程度含まれている商品もあり、**１日１杯ザクロジュースを飲むことで健康効果が期待できます**。

たまに、街角で庭木などの観賞用に栽培されているのを見かけますが、日本では古くから栽培された果樹の一つで、果実は食用になります。残念ながら、かなりの専門店でない限り果物屋さんや八百屋さんではあまり目にしないため、果実から成分を定期的に摂取するのは難しそうです。そこでおすすめなのがジュースです。

ザクロジュースを買うときに確認すること

ザクロジュースはさまざまなものが販売されていますが、**まずは表示を確認し、果汁量が多い商品を選択してください。果汁量は１００％以上のものがいいでしょう。**

「１００％以上とわざわざいうことは、２００％のものとかあるの？」と疑問に思ったかもしれません。ジュース類は原産地からの輸送コストを抑えるため濃縮してから輸送し、販売拠点で加水することで元に戻す濃縮還元製法が用いられます。このときに加水量を減らせば、果汁が１００％以上になるケースも出てくるわけです。

ザクロの有効成分は加熱に強いので、濃縮還元製法のジュースでも成分は変性することなく有効に摂取することができます。

ザクロのほかに効果があるものは？

前述のレスベラトロールの場合、食品からの有効量摂取は難しいですが、健康食品としてブドウ種子から抽出濃縮した商品も販売されていますので、これらのような商品を利用する方法もあります。しかし、残念ながら**健康食品業界は景品表示法などの表示に関して違法な商品が出回りやすい業界であり、疑惑の多い商品も少なくありません**。このようなリスクがあることも理解して、なるべく信頼できるメーカーの商品を賢く選択するようにしてください。

レスベラトロールのみならず、**エラグ酸**も近年注目を浴びている成分です。こちらも健康食品として、青汁などに配合されている商品が多数販売されています。いずれも、１日あたりの成分摂取量として数十mg以上の商品を選ぶようにしてください。

ルテオリンを多く含むミロバランに注目

レスベラトロール、エラグ酸に次いでご紹介したいのが**ルテオリン**です。ルテオリンは、フラボンとよばれる化学構造の成分ですが、他のフラボノイドと同じように、黄色の結晶状の成分です。天然成分としてルテオリンは、シクンシ科の**ミロバラン**に多く含まれています。ミロバランはあまりなじみのない名前ですが、インドからインドシナ半島の熱帯アジアを原産とした落葉中高木です。

日本にも古い時代に伝わり、正倉院の『種々薬帳』という書物には、呵梨勒《かりろく》として紹介されています。種々薬帳には、ミロバランは整腸作用や下痢止めの効果がある生薬（漢方薬）として紹介されています。

ミロバランはタンニンを多く含むため染色材料としても用いられ、黄色、カーキー色に染まり、藍とともに染めると青磁に似た薄い緑色に染まります。

ミロバランにはルテオリンが多く含まれており、特に葉に多く、外皮や樹皮にもふくまれています。シャジクソウ属の花、ブタクサ属の花粉、サルビア・トメントーサの花にも含まれていますが、我々がよく食用とする食品としては、食用菊、セロリ、ブロッコリー、ピーマン、パセリ、シソ、ニンジンなどにも含まれています。

ルテオリンにはどんな効果がある？

ルテオリンはサーチュインの遺伝子発現をアップしますが、それ以外にもいくつかの薬理作用が知られています。抗酸化活性、免疫系の調整作用、糖尿病の改善作用を持つ可能性が示されています。そのほか、ルテオリンには**尿酸値**を下げる作用が確認されています。中高年の男性が健康診断項目で最も気になる尿酸値です。

本書をお読みの方も、尿酸値が気になるという人は多いのではないでしょうか？　尿酸値の上昇はプリン体とよばれる成分の過摂取が原因といわれていますが、必ずしもプリン体過摂取のみが原因ではありません。むしろ、肥満や運動不足が伴う場合が多く、尿酸値の増加予防には食事療法に加え、脂質代謝を促す運動療法が医師からはすすめられます。

サーチュインの活性化は脂質代謝を促進しますので、ルテオリンの尿酸値抑制効果には、サーチュイン遺伝子の発現による効果が関与しているのかもしれません。

ルテオリンを食品から摂取する方法

ルテオリンを食品から摂取するには、最も含有量が多いミロバランを食べればいいのですが、日本ではほとんど流通していません。ですので、おすすめしたいのは食用菊です。

ルテオリンはセロリやパセリにも含まれていますが、キク科植物は特に多く含まれています。葉よりも花に多く含まれていますので、**食用菊がおすすめ**です。食用菊は鑑賞用の菊と同じ菊の一種で、特に食用として栽培されている菊を指します。標準和名はショクヨウギクといい、食菊、料理菊ともよばれています。お刺身のつまに小さな黄色い菊が使われるのをよく見ると思いますが、これはつま菊とよばれます。

一方で、花びらのみを食用とする大輪の花を酢の物などにして食べる場合もあります。植物学的には観賞用のキクとの明確な違いはありませんが、苦味が少なく、味が良く、比較的香りの少ない品種が選抜され、品種改良した種類が食用として栽培されています。

花びらの色や品種はかなり多く、特に新潟や東北地方でよく栽培され、消費量もこの地区で多いようです。代表的な品種として「もってのほか」という別名を持つ、延命楽、高砂、蔵王、阿房宮などがあります。

旬は、菊の花が開く、10～11月とされています。日本へは天平年間に中国から伝来したといわれています。当初は観賞用に栽培されたものが、江戸時代になって本格的に食用が進み、それに伴い栽培が盛んになったようです。

菊そのものは、古代より中国で延命長寿の花として菊茶・菊花酒、漢方薬として飲用されていました。ルテオリンがサーチュイン遺伝子発現を促進する効果があることを考えると、延命長寿の花としての効能は必ずしも迷信ではなかったといえるのかもしれません。

前述の延命楽は、奈良時代には日本でも食用菊として栽培されています。江戸時代に創刊された草本図鑑である『本朝食鑑』に記述が見られます。

また、松尾芭蕉は晩秋に滋賀県の近江堅田で「蝶も来て酢を吸ふ菊の鱠《なます》哉《かな》」という俳句を詠んでいるように、菊を好んで食したようです。

まとめ

- ✔ 1日1杯ザクロジュースを飲むことで健康効果が期待できる
- ✔ ルテオリンを摂取するのは食用菊がおすすめ

長寿遺伝子の機能をさらにアップさせる食品

ザクロや菊よりも期待できるアルキルレゾルシノール

サーチュイン遺伝子の発現を促進する成分を多く含む食品としては、ブドウ種子、ザクロ、食用菊があることをお話ししました。これらの食品素材はいずれも健康長寿に有効な食品であると期待できますが、これらよりも**もっと期待の高いアルキルレゾルシノール**とよばれる成分があります。サーチュイン遺伝子の発現量をアップする成分ではなく、サーチュイン遺伝子が転写翻訳され産生されるサーチュインタンパク自体に働き、脱アセチル化を促進させる働きが確認された成分です。**小麦やライ麦などの穀類の外皮、麦類でいえばふすまといわれる部分に多く含まれています。**

図表11をご覧ください。サーチュインの脱アセチル化の反応速度を表したものです。横軸は時間を示し、縦軸は反応によりアセチル基が外された量を示しています。自動車の速度のように一定の時間あたりの量を表しています。自動車の場合1時間に移動する距離で表すように、反応速度の場合も一定時間あたりの反応生成物の量で表します。この図でいえば横軸あたりのアセチル基が外された量、すなわち傾きで示すことができます。

実線で表した線はアルキルレゾルシノールを添加せずに反応させた場合を、破線で表した線は添加した場合を示しています。

実線よりも破線のほうが、線の傾きが大きいのが分かります。この傾きの違いが、アルキルレゾルシノールにサーチュインの脱アセチル化の促進作用があることを示す証拠です。

この図でアルキルレゾルシノールに換えてレスベラトロールを添加した場合の線を2本線で表しました。レスベラトロールの場合は実線とほとんど傾きは変わりません。すなわち、**レスベラトロールにはサーチュインの脱アセチル化の促進作用がない**ということです。

細胞には核がある

この実験は動物細胞を用いずに行う、セルフリーとよばれる種類の実験ですが、細胞を

図表11　サーチュインの脱アセチル化の反応速度

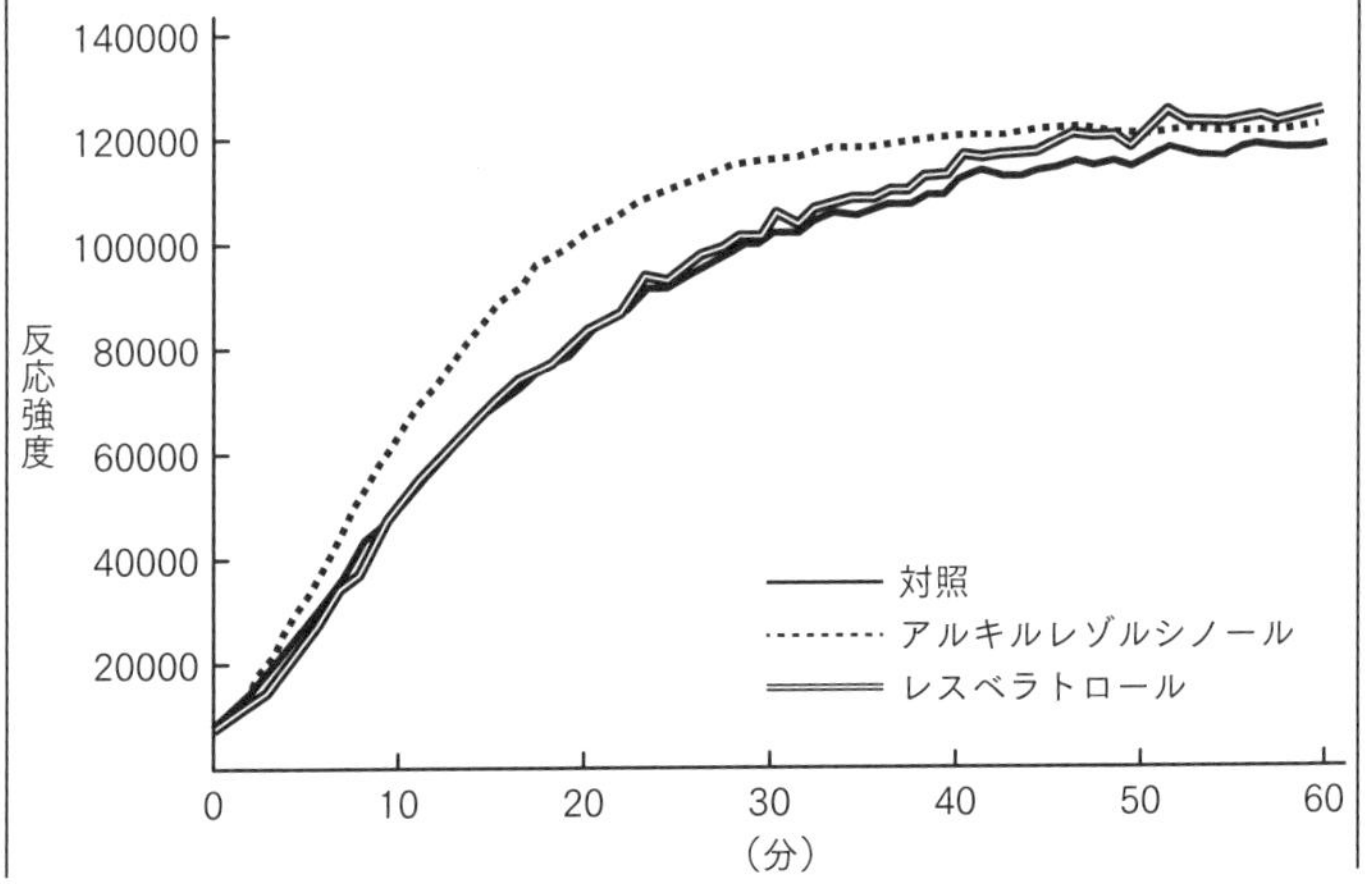

用いた実験によっても評価を行いました。その結果が図表12です。

この実験にはヒトの細胞を用いました。**細胞には核という部分があります。**核の中に遺伝子が格納されています。その遺伝子を安定させて格納する役割を持った物質で**ヒストン**とよばれるタンパク質があります。このヒストンもアセチル化していて、遺伝子の安定化に強く寄与しています。そこで、細胞にアルキルレゾルシノールやレスベラトロールを添加して培養した後、このヒストンのアセチル基の量を測定してみました。

図に示すようにアルキルレゾルシノールやレスベラトロールを添加しなかった無添加に比べ、アルキルレゾルシノールを添加したヒストンのアセチル基は減少していま

図表12　アセチル基量の測定

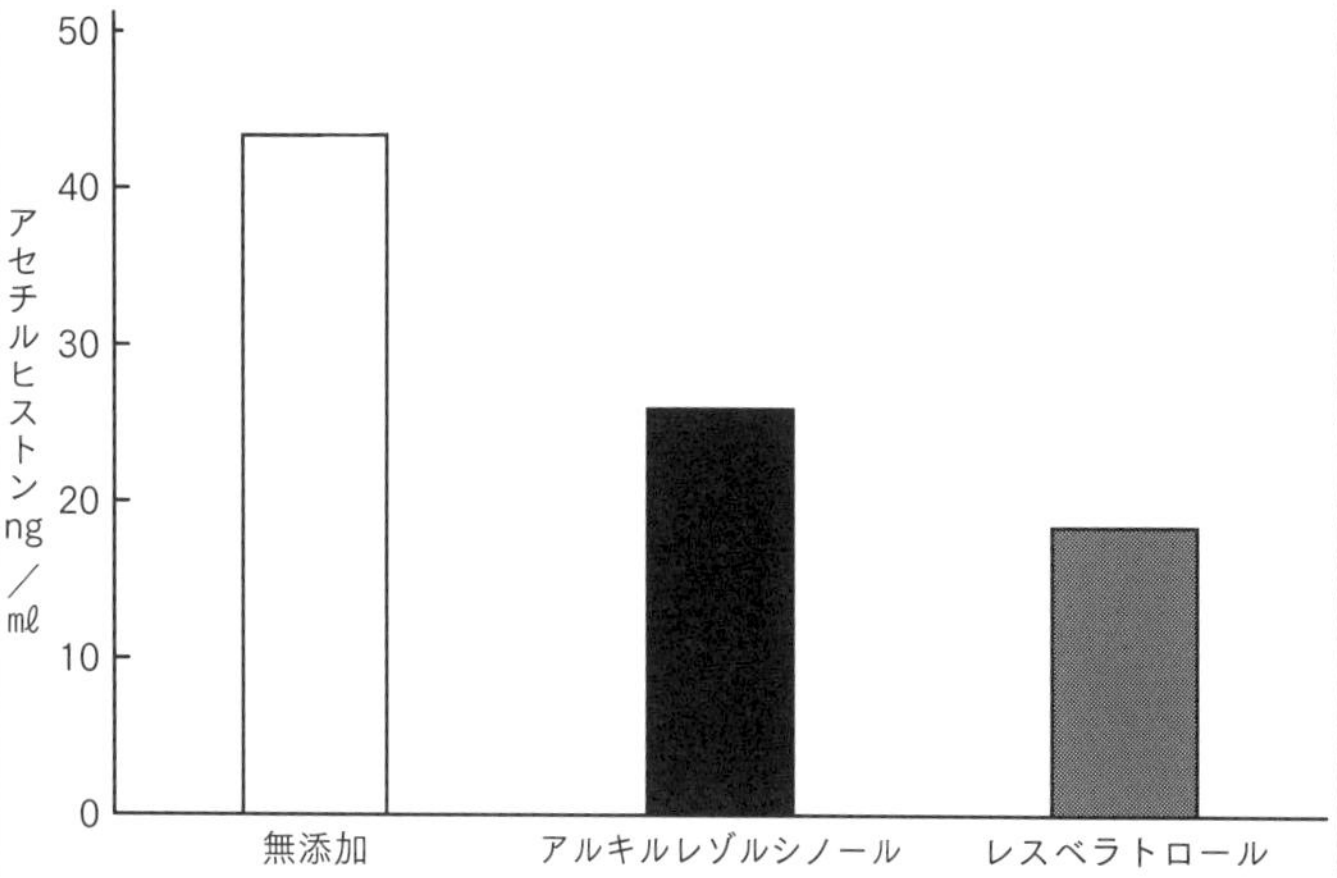

した。レスベラトロールを添加した場合も同じようにアセチル基は減少していました。すなわち、**アルキルレゾルシノールもレスベラトロールも、ヒストンの脱アセチル化が促進された**のです。

レスベラトロールはセルフリーの実験では脱アセチル化活性が見られなかったのに、細胞では見られたことは、レスベラトロールがサーチュイン遺伝子の遺伝子発現量を増加し、サーチュイン自身の量を増やした結果だと思われます。

この図で、ヒストンのアセチル基量はアルキルレゾルシノールを添加した場合より、レスベラトロールを添加した場合のほうが減少していることが分かります。

オスとメスで寿命の延び方が違う？

それなら、アルキルレゾルシノールよりレスベラトロールのほうが、活性が強いのでしょうか？　ところが、そうでもないのです。前述したようにレスベラトロールはさまざまなメタボリックシンドロームに対して強い効果を示します。

また、寿命を延ばす効果もショウジョウバエなどで確認されています。それらの評価法を用いて、アルキルレゾルシノールとレスベラトロールと同じ濃度で比較してみると、いずれも**レスベラトロールよりもアルキルレゾルシノールのほうが効果が強い**ことが確認されました。それらの評価法のうち、ショウジョウバエを用いた寿命延長効果を示します。

図表13はショウジョウバエの生存率を縦軸に、横軸には日数を示しています。ショウジョウバエの餌に何も混ぜない群を対照群として、餌にアルキルレゾルシノールを混ぜた群、レスベラトロールを餌に混ぜた群の3群で比較しました。もともと各群200匹で飼育を始め、その数字を1として表記しています。ハエは徐々に死に始め、普通食の対照群は70日後には全てのハエが死にました。一方、アルキルレゾルシノールとレスベラトロールを混ぜた餌を食べた群では、それぞれ生存曲線が右にシフトし、寿命が延びています。

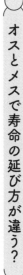

図表13　ショウジョウバエを用いた寿命延長効果

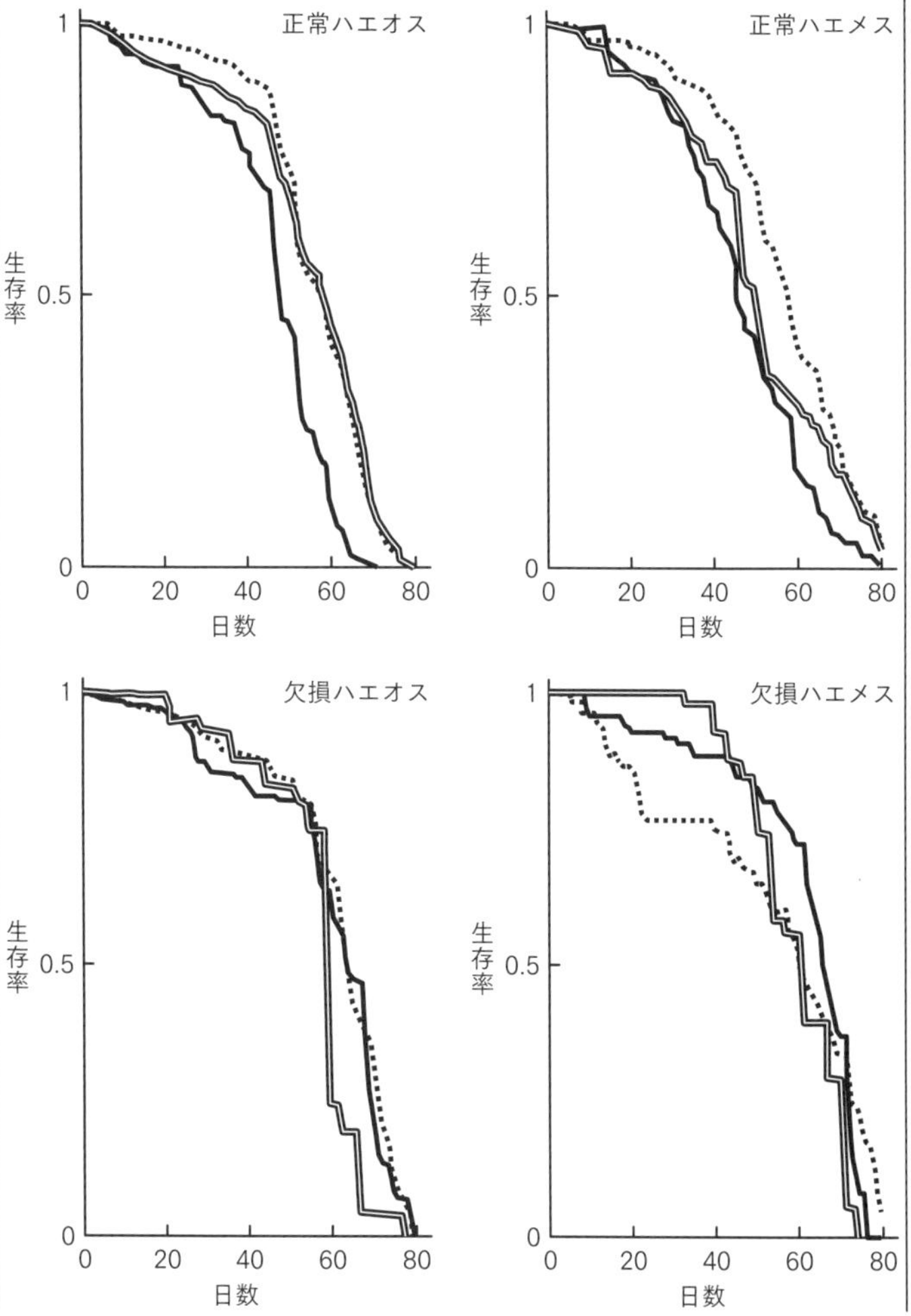

アルキルレゾルシノールでは、平均寿命がおよそ10日間程度延びています。この寿命延長はヒトに換算すると10年から15年程度に匹敵します。レスベラトロールの場合も寿命延長は見られますが、その平均寿命の延長は8日程度に留まりました。この結果はいずれもオスの場合です。メスの場合、アルキルレゾルシノールの寿命延長はオスの場合と同程度ですが、メスのレスベラトロールにおける生存曲線は、対照と同様で寿命延長が見られないのです。これは一体、どういうわけでしょうか？

その答えの前にもう少し図の説明を続けます。今までの説明は図の上側に示したグラフ正常ハエのオスとメスについてでしたが、下側のグラフはサーチュインの遺伝子がもともと欠損しているハエで同じような実験を行った結果を示しています。こちらの場合は対照に比べ、アルキルレゾルシノールもレスベラトロールも寿命が延びていません。すなわち、**ハエの寿命が伸びる現象にはサーチュインが関係していることを証明した証拠です。**

寿命延長はメスでは観察されない？

レスベラトロールによる寿命延長がメスでは観察されないことは、我々の研究結果以外に別のグループによる論文でも確認済みです。ヒトの細胞を用いた実験では、ヒストンの脱アセチル化の程度を比較するとアルキルレゾルシノールよりレスベラトロールのほうがより強く反応していました。それなのに、なぜアルキルレゾルシノールのほうが寿命が延びるのでしょうか？　理由ははっきりとは分かっていませんが、**ただいたずらに強く脱アセチル化を進めればいいということではなく、ベストな脱アセチル化の程度がありそうです。**

レスベラトロールは遺伝子発現を促進させ、その結果サーチュインの量を増やすことで脱アセチル化を進めています。一方でアルキルレゾルシノールの場合、遺伝子発現の促進はせず、サーチュインの量は変わらずに、脱アセチル化の反応速度を上げることで脱アセチル化を進め、ベストな状況に至るのだと思われます。遺伝子の発現はそのメカニズムにおいて別の要素も関係することがオスとメスでの違いを導いた可能性があります。

まとめ

- ✔ブドウ、ザクロ、食用菊より期待できるアルキルレゾルシノール
- ✔アルキルレゾルシノールは小麦やライ麦などの穀類の外皮に多く含まれている

アルキルレゾルシノールを習慣的に摂取する方法

カカオにはさまざまな健康効果がある

さて、ここまでライ麦や小麦に多く含まれているアルキルレゾルシノールについて解説してきましたが、それ以外にサーチュインの脱アセチル化反応速度を上昇させる食品成分はないのでしょうか？

実は、我々は、小麦やライ麦などの穀類以外にアルキルレゾルシノールを産生している植物がないかを探究してきました。その過程で、**チョコレートやココアの原料であるカカオ**にその可能性を見いだしました。また、実際にカカオをよく食べる人とあまり食べない人の比較研究において、寿命延長が期待できる可能性も示唆されてきました。このことを考え合わせると、カカオにアルキルレゾルシノールが含まれていることは十分ありそうな

図表14　アルキルレゾルシノールの含有量

穀物	含有量μg/g
ライ麦	2000
小麦	1000
大麦	100
キビ	100
粟	100
メイズ	100
オーツ麦	100
稲	10

ことです。そこで、さらに研究を進めることにしました。

当初、カカオにアルキルレゾルシノールが含まれているのではないかと思った理由は、次の２つがあります。１つ目として、前述した細胞を用いたヒストンの脱アセチル化試験をカカオ抽出物で実施したところ、確かに脱アセチル化の促進が確認されたことです。そして、２つ目ですが、アルキルレゾルシノールの定量は**高速液体クロマトグラフィー**という分析機器を用いて行います。この高速液体クロマトグラフィーは、テレビドラマの『科捜研の女』でよく出てくる装置です。高速液体クロマトグラフィーでカカオ抽出物を分析すると、アルキルレゾルシノールの場合の分析値と非常に近い位置にピークが現れたことで、カカオにアルキルレゾルシノールが含まれていると思い込んでしまったのです。

ところが、その後得られたピークについて質量分析装置という装置を用い、物質の構造解析を行いました。その結果、脱アセチル化を促進する成分はアルキルレゾルシノールではなく、**脂肪酸トリプタミド**とよばれる成分であることが分かりました。そこで、この成分についてショウジョウバエの寿命延長効果などの試験を行ったところ、アルキルレゾルシノールと同様の効果があることが確認されました。

カカオの寿命延長効果の本体はどうやら、この脂肪酸トリプタミドだったようです。ただ、この脂肪酸トリプタミドのカカオにおける含有量はライ麦などに含まれるアルキルレゾルシノールと比べると少なく、アルキルレゾルシノールと同様の効果を期待するためにはチョコレートを1kgも食べなければならないため、実際にはあまりおすすめできない食材といえそうです。しかし、カカオには脂肪酸トリプタミド以外にもさまざまな健康機能成分が含まれているので、**カカオの習慣的な摂取はとてもいい**といえます。

このように、**寿命のみならず健康寿命を延伸させる最良の食品成分はアルキルレゾルシノール**といえます。

アルキルレゾルシノールはライ麦から摂取できる

そこで、このアルキルレゾルシノールを習慣的に摂取する方法ですが、現時点ではやはり**ライ麦**から摂取するのがいいでしょう。図表14に示したように、アルキルレゾルシノールの含有量はライ麦が最も高いからです。

これまで、アルキルレゾルシノールについてはヒトを用いた臨床試験も実施したことがありますが、そのときに用いた量から換算すると、**1日にライ麦全粒粉を用いた食パンを2枚程度食べることで効果が期待できます。**

ライ麦パンでアルキルレゾルシノールの摂取を実践するうえでの注意事項としては、まず、**必ず全粒粉を用いて製造されたパン**であることです。ライ麦パンはたくさん売られていますが、その多くは全粒粉ではなくライ麦から外皮であるふすまを取り除いた、ライ麦粉を用いて製造したパンです。アルキルレゾルシノールは外皮のふすまに多く含まれていますので、全粒粉であるかどうかはよく調べて商品を選んでください。

そして、もう1つの注意事項としては、ライ麦パンは健康的とはいえ、そのカロリー量は少なくありません。ですので、**ライ麦パンを食べるときは、何かしらの主食に置き換え**

て摂取してください。普段パンが主食の人であれば、そのパンをライ麦全粒粉パンに置き換えてください。米食が主食の人は、ごはん1杯に置き換えてライ麦全粒粉パンを食べてください。

アルキルレゾルシノールには、摂取したカロリーを熱エネルギーに変換する機能、すなわち運動せずに有酸素運動したのと同じような効果があります。しかし、カロリーオーバーでのアルキルレゾルシノールの摂取はその効果を減退させてしまう可能性があります。最後にもう1つ。アルキルレゾルシノールに限らず大事なことは、飽きずに続けることです。正直にいって、**どんなに有効な機能性食品といえども、すぐに効果が実感できることはありません**。ヒトの臨床試験では、2カ月毎日摂取してもらい、試験開始前に比べ、試験終了後にコレステロール値や肝炎マーカー値などのレベルが改善しています。だからといって、数値の違いは血液検査をしない限り分かりません。これらの危険因子は自覚のない数値だからです。このことをよく理解して、だまされたと思って続けてみてください。少なくとも、健康診断で要注意マークが付いている方は、摂取前後で差が出ている可能性が高いと思います。

現時点ではアルキルレゾルシノールのサプリメント製品は販売されていませんが、私の共同研究先企業が製品化を検討していますので、近いうちに販売されることと思います。

販売されたときには、サプリメントとして利用するのもいいでしょう。

健康にいい成分が植物に含まれている理由

ヒトの健康にいい成分が植物に含まれていることを不思議に思う人もいるでしょう。ところで、植物と動物の違いは何だと思いますか？　簡単なことですが、ほとんどの動物は動くことができるのに対し、植物は動くことができません。つまり、植物は移動能力を持たないのです。動くことのできない植物に対し自由に動ける動物、その違いが植物の進化の過程で動物を利用することにたどり着いたのです。

生物が進化し繁栄していくためには、生存域を拡大することが必須です。それは植物の場合も同じです。例えば、タンポポの綿毛があのように軽い理由は、風の力によって遠くに運ばれていくためです。しかし、風の力だけでは限りがあります。より遠くの地域に移動するには、動物を利用するのが便利です。

本来果実は甘い必要はありません。果実は結実後に本体から離れてしまうので、甘い栄養分をためておく必要はないのです。ところが、果物の多くは甘い糖分を多く含んでいます。それは動物に果実を食べさせるために、動物が好む甘さを多量に含むように進化したのです。動物は果実を食べ自分の栄養にしますが、果実内の種子はその外皮が消化されにくい構造になっているため、消化されずに糞とともに排出されます。結果的に、果実を捕食した場所からはるかに離れた場所に移動し、そこから発芽し、新たな場所で新たな生命として繁栄していくわけです。

植物の産生する成分は、糖以外にも動物にとって健康にいい成分であれば、捕食動物はその植物を好んで食べることになります。その反対に、植物本体が食べられてしまうと植物体自身が枯れ死んでしまうことになり、それを防ぐためにアルカロイドのような毒性成分も生産するように進化していく場合もあります。その代表的な例が殺虫成分です。移動を助けてくれる鳥類や哺乳類には毒性を示さないのに、植物体本体を捕食する昆虫に対しては強く毒性を示す成分を作るのは、より進化した形といえるでしょう。

このように、直接自分自身には作用しないけれど、他の生物に対しては効果を示す成分を**二次代謝成分**とよびます。漢方薬のように二次代謝成分は古くから利用されており、現在ではさまざまな機能性食品として植物の二次代謝成分が応用されています。ですので、植物にヒトの健康にいい成分が含まれていることは不思議ではないのです。

ここで少し寄り道を。皆さまは一卵性双生児の二人が全く別の環境で育ったらどうなると思いますか？　実は、アメリカでこのことを対象にした研究が行われました。その結果は、違う環境で育った二人は、その顔つきも含め知力なども全く違っていたそうです。どうやら人の顔つきは育った環境で変わっていくようです。一卵性双生児の二人が非常に似た顔をしていることからも、顔つきも遺伝情報によって規定されているのは明らかです。にもかかわらず、顔つきが環境によって変わってしまうのはどうしてなのでしょうか？

よく、ニュースで犯罪者の顔写真が放送されていますね。その顔写真の人相が悪いのもそうですが、実際の年齢よりかなり老けて見えると感じるのは私だけでしょうか。私は、この老け顔の理由にはサーチュインが関係しているのではないかと考えています。むろん、証拠があるわけではありません。

本来顔が老けて見えるというのはどのような理由からかというと、まずは、しわ、皮膚のたるみです。つまり、悪い環境で生活すると、しわやたるみが加速することになります。生物学的に見た場合、しわやたるみは皮膚の細胞の新生の減少と考えられます。すなわち、皮膚細胞の分裂増殖の減少です。皮膚の細胞も、分裂増殖を伴う細胞死と細胞新生のバランスにより維持されています。このバランスが崩れ、細胞死が細胞新生を上回ってしまうのが、しわやたるみであって、老け顔の原因です。

犯罪者の生活する環境がどういうものかは分かりませんが、犯罪に対する悔恨、被害者からの恨みなどが激しいストレスとなってサーチュインの機能を抑制しているために、細胞の新生が減少してしまうのかもしれません。サーチュインはストレスなどの精神活動からも影響を受けます。**健康長寿を手に入れるためには、激しいストレスなどがない生活を送ることで、食品成分によりサーチュインを活性化することを後押ししてくれます。**健康には精神的健全さも重要であることをぜひご理解ください。

まとめ

- ✔ 健康寿命を延ばす最良の食品成分はアルキルレゾルシノール
- ✔ 1日にライ麦全粒粉の食パンを2枚程度食べると、アルキルレゾルシノールの効果を期待できる

第2章

アレルギーに対する機能性食品のありかた

そもそもアレルギーって何？

アレルギーとは、免疫システムの暴走による症状

アレルギーという言葉自体は誰でも知っていますが、ほとんどの人がアレルギーとはなんなのかよく分かっていないのではないでしょうか？　実は、専門家であるはずのお医者さんでさえよく分かっていない場合があります。

アレルギーは、免疫の病気です。ご存じかもしれませんが、免疫は感染症などの外敵から身を守る仕組みのことです。病気は体のシステムが何らかの理由で障害を起こし、その結果発症するのが普通です。ところが、**アレルギーは免疫というシステムの障害ではなく、暴走といえる状態**なのです。「食べ物が体に合わない」とか、「拒絶反応」というイメージでアレルギーという言葉が使われることがよくあります。しかし、この使い方は間違いで

す。アレルギーとは、免疫システムが暴走して、体に症状が引き起こされる状態のことです。言い換えると、アレルギーは免疫反応が特定の抗原に対して過剰に起こることといえます。別の表現では、**過敏反応**ともよばれることがあります。

本来、免疫反応は細菌やウイルス、寄生虫などの外来からの異物（抗原）を排除するために働く、生体にとって不可欠な生理機能の一つです。アレルギー（allergy：読み方はアレルギーではなくアラジー）の語源はギリシャ語で「変化する」の意味のallosと、「反応」を意味するergoの組み合わせによる言葉です。つまり、免疫という反応が何らかの原因で違う形に変化してしまった状態を指しています。

アレルギーは4種類に分類される

医学的には、アレルギーはⅠ型～Ⅳ型までの4種類に分類されます。**一般の方がアレルギーという場合、ほとんどはⅠ型アレルギーを指しています。**

Ⅱ型アレルギーは、ペニシリンアレルギーという別名のあるアレルギーです。今では風邪程度ではペニシリンなどの抗生物質を注射することはないですが、私が子どものころは風邪でもよくペニシリンを注射されました。極少量のペニシリンを注射して、発赤が出ないことを確認してから、本当の注射をするという手順だったのです。

私たちが普通アレルギーと呼んでいるⅠ型アレルギーは、IgEという抗体の種類が関係します。Ⅱ型アレルギーは、IgGという種類の抗体がペニシリンなどの抗原と反応します。Ⅲ型アレルギーは、免疫複合体というものが関与するアレルギーです。こちらもIgG抗体が関与しますが、少し難しいうえにかなりレアな病気ですので、これ以上の説明は省かせていただきます。

Ⅳ型アレルギーの代表的反応は、ツベルクリン反応です。ツベルクリン反応は、結核菌の陽性を判定する測定法の一種です。結核菌を無毒化し、微量を皮膚に摂取すると発赤が起こり、感染の有無が確認できます。

まとめ

- ✔アレルギーは免疫反応が過敏反応している状態
- ✔いわゆるアレルギーは、そのほとんどがⅠ型アレルギー

疾患と免疫は、切っても切れない関係？

ほとんどの病気は感染が関わっている？

そもそも、免疫は多くの疾患に関与する複雑なシステムです。**ほとんどの疾患が、何らかの形で免疫系と関連しているといっても過言ではない**でしょう。そこで、本項では免疫について詳しく解説していきます。免疫とは、言葉の通り、疫（病気）から免れる生体の仕組みのことです。意外に思われるかもしれませんが、ほとんどの病気の原因は感染が関与しています。近年の病気の場合は必ずしもそうではありませんが、第二次世界大戦ごろまでの主要死因では感染が関与していました。

図表15に示すように、戦前は「肺炎」や「結核」といった感染症を死因とする死者が極端に多いことが分かります。当然のことですが、当時は医療機関の整備が現在と比べ、か

図表15　主要死因別にみた死亡率(人口10万人あたり)

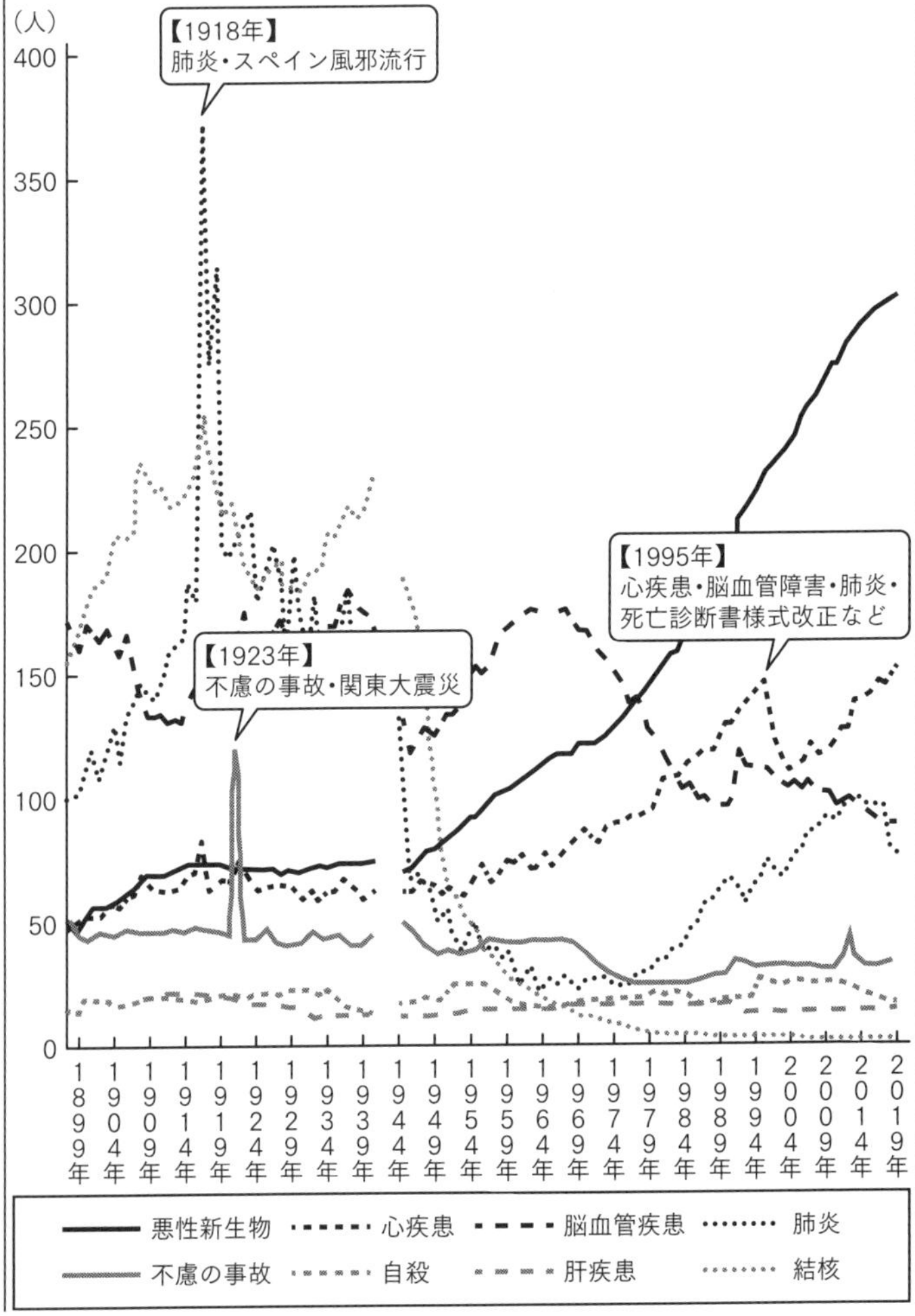

なり立ち遅れていましたし、医療技術や有効な薬がないなど、平均寿命自体が現在に比べ低い状況にありました。

グラフにあるスペイン風邪を皆さまはご存じでしょうか？　スペイン風邪は、１９１８年から１９２０年にかけ全世界的に大流行した感染症のことです。当時はまだインフルエンザウイルスは発見されていませんでしたが、その後の研究によりインフルエンザ感染症であろうと考えられています。新型コロナウイルス感染症でパンデミックに至ってしまったように、スペイン風邪は猛威を振るい、全世界で約5億人が感染したとされています。当時の世界人口はおよそ18億人程度ですので、実に全世界人口の27%が感染したことになります。死者数は1億人を超えていたと推定されており、人類史上最も死者を出したパンデミックです。

話を戻しますが、戦後の動向に限っていえば、がんなどの悪性新生物、心疾患、脳血管疾患が死亡要因の上位を示します。逆にいえば、これらの死因が増加した理由は、医療技術の進歩や有効な抗生物質の開発などで感染症が減少したためといえるでしょう。

終戦後、死因に**肺炎**が増えています。「肺炎は感染症なのになぜ？」と思われる人もいるかもしれません。実は、死因となっているこの肺炎は高齢化とともに増加する疾患で、**老化により免疫機能が低下した結果、発症する**と考えられています。

このように、**医療技術が発達するまでは、人間の生命を脅かす病気は感染症である**ことがよく分かります。つまり、人間がその寿命をまっとうするためには、細菌、ウイルス、寄生虫といった感染の原因となる生物に対抗することが必要なわけです。そのために進化とともに発達してきたのが免疫系です。人間をはじめとした哺乳類の免疫系は非常に高度で、かつ複雑なシステムです。

精密かつ的確なシステムの免疫

免疫は、感染などの望まれない侵入生物を殺滅するための**生物的防御力**をさします。ここでいう侵入生物とは細菌や真菌、ウイルス、寄生虫などです。生体内で侵入生物を認識して殺滅することにより、生体を病気から保護するための複数の機能をまとめたシステムが免疫系です。

その仕組みは精密かつ的確です。特に重要なことは、自己と非自己を明確に区別できることです。免疫において敵を倒す武器は、我々の体を構成する細胞に対しても殺傷する力がありますので、自分自身の細胞に対してはその刃を向けないようにする巧妙な仕組みが免疫系には備わっています。それが自己と非自己の識別です。侵入生物に限らず、自己細胞が変化したがん細胞や紫外線などにより変異した細胞も殺滅することができます。

哺乳類以外の生物であっても、真核生物のほとんどに免疫に類似した生体防御システムが存在しています。そして、高等生物ほどそのシステムは複雑かつ正確です。**進化は他の生物との戦いの歴史であり、より有効な免疫システムを獲得できた生物のみが勝ち残ってきた**といえます。

免疫系は２つに分類できる

免疫系は、細菌のような原核生物から哺乳類まで、ほとんど全ての動物が持っています。その複雑さは進化とともに発達してきました。免疫系は大きく分けて**自然免疫系**と**獲得免疫系**の２つに分類することができます。この２つの免疫系は別の言い方をすると、自然免疫系は**古典的な免疫系**で、獲得免疫系は**近代的な免疫系**といえます。

細菌がバクテリオファージに対抗する免疫系は、自然免疫系です。生物の進化の過程から考えると、いわゆる下等生物が持っている免疫系であるため、地球上に生命が誕生したころからある原始的な免疫系です。

一方で、獲得免疫系は対抗する敵が多様になり、自然免疫のみでは対処できなくなり必然的に誕生してきた免疫系です。そのため、近代的な免疫系といえます。

自然免疫系を簡単に説明すると、対抗する生物が体内に侵入してくると、その侵入者を殺す毒のような物質を放出し、敵を殺傷するシステムです。ところが、このシステムから逃れる方法を獲得した生物が出現し、**自然免疫系だけでは賄いきれなくなり、出現したのが獲得免疫系**です。その特徴の第一は、抗体といわれる分子を生み出したことです。

抗体は英語ではAntibodyです。別名でイムノグロブリンとよびます。その略称はIgです。その後ろにA、B、D、E、G、Mが付くことで、その種類を分類し識別しています。AであればIgAのように、哺乳類の場合IgA、IgD、IgE、IgG、IgMの5種類があります。

動物は脊椎動物と無脊椎動物に分けられますが、無脊椎動物までが自然免疫のみを持っており、脊椎動物以降ではじめて獲得免疫を持つようになります。脊椎動物の進化の過程を見ると、魚類、両生類、爬虫類、鳥類、哺乳類となります。図表16に示すように、進化の前段階の魚類から、両生類、鳥類を経て哺乳類に至り、多数の抗体の種類を得ることでさまざまな種類の外敵に対応できるように進化してきたわけです。

特に哺乳類の抗体にIgEという種類がありますが、このIgE抗体は後述するアレルギーに深く関与した抗体です。実はこの**IgEという抗体は、寄生虫に対抗するために生み出された抗体**です。寄生虫は回虫《かいちゅう》や蟯虫《ぎょうちゅう》などの比較的大きな種類の蠕虫《ぜんちゅう》と、マラリアなどの

図表16　動物と抗体

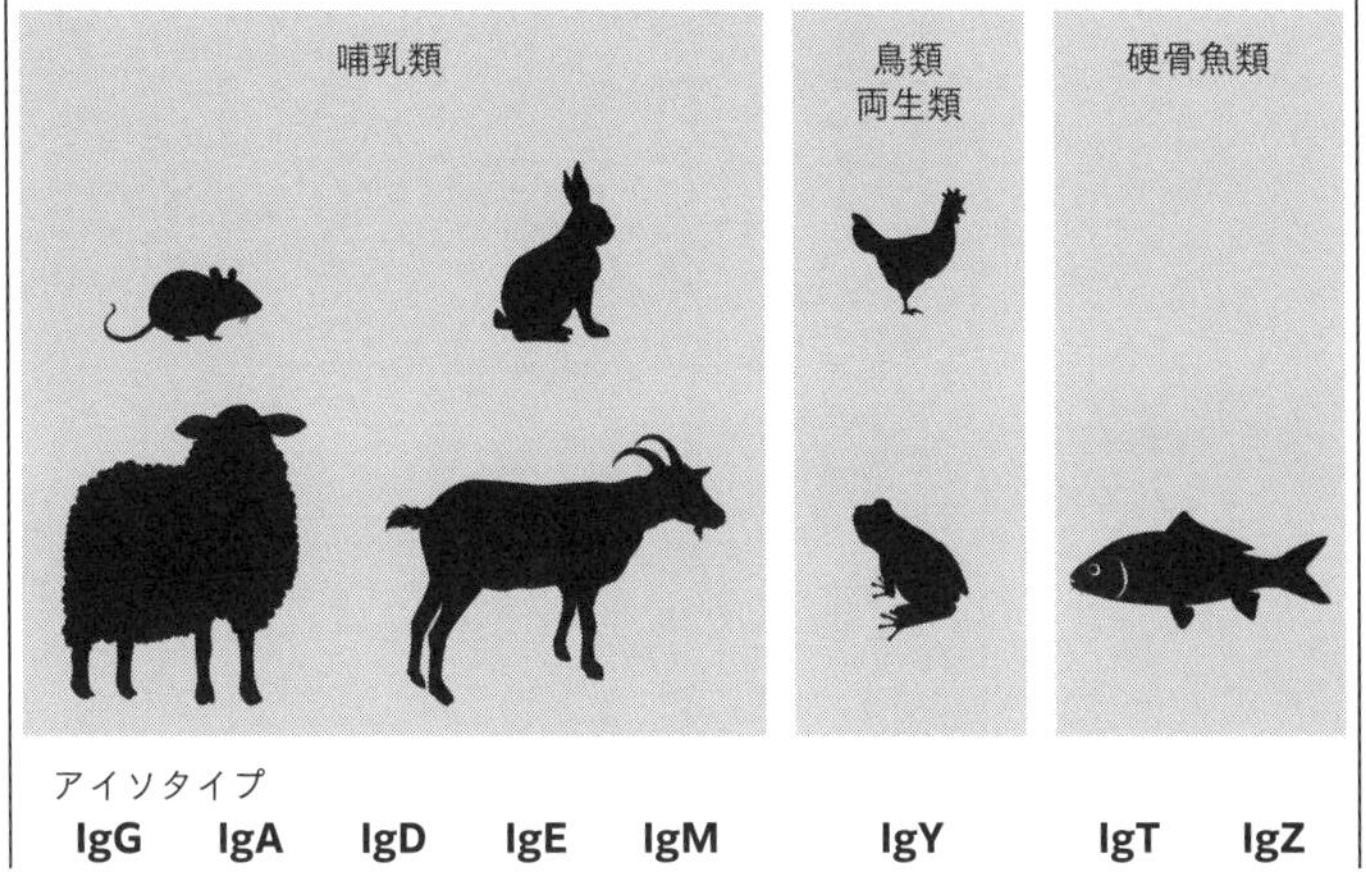

単細胞性の原虫との2種類があります。特にこの蠕虫に対抗するための抗体が、IgE抗体です。

IgE抗体が必要な理由

それでは、なぜIgE抗体が必要なのでしょうか？　細菌やウイルスなどは、大きな細菌でも数ミクロンしかありません。免疫系細胞の中には、マクロファージといって外敵を包み込んで食べてしまう機能を持った細胞がいます。この食作用を貪食《どんしょく》といいます。体内に侵入してきた細菌やウイルスが少数の場合は、このマクロファージの貪食作用のみで敵を倒すことが可能です。図表17をご覧ください。

図表17　各種寄生体の大きさの比較

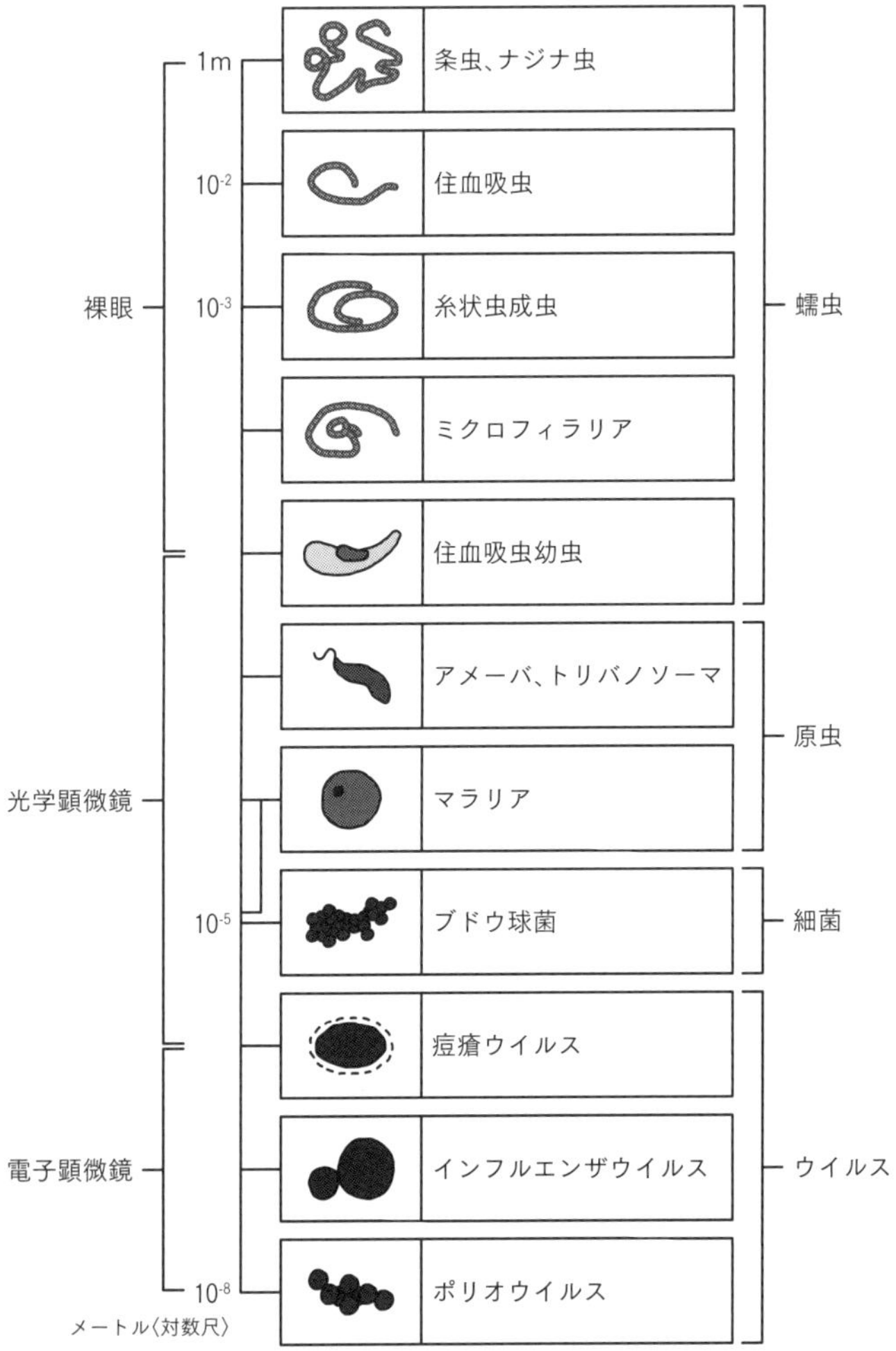

図表18　アレルギーに関する免疫

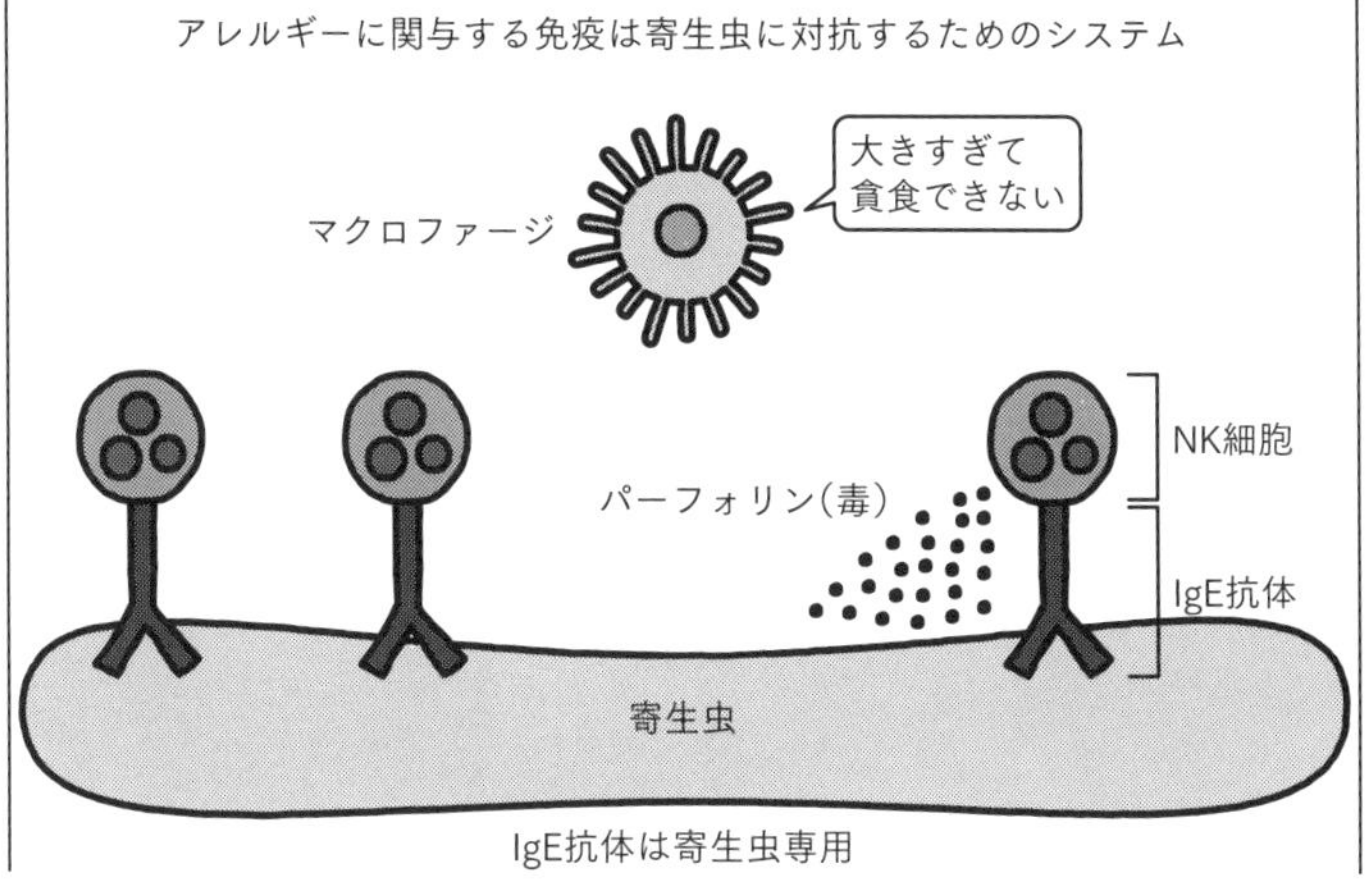

アレルギーに関与する免疫は寄生虫に対抗するためのシステム

IgE抗体は寄生虫専用

比較的小さなミクロフィラリアのような蠕虫の場合でも、数㎜程度の大きさがあります。数十ミクロンの大きさのマクロファージに比べ、100倍もの大きさです。

ちなみに寄生虫で一番巨大な種類はサナダムシです。長いものでは10mを超えるものがいます。サナダムシがなぜそんなに大きいのかというと、実はサナダムシはクジラの腸に住み着く寄生虫であるため、寄生虫自体が長大な長さであっても寄生が可能だからです。

もし、人間がマクロファージの大きさだとすると、ミクロフィラリアのような蠕虫でさえ、その大きさはゴジラくらいの大きさになってしまいます。ましてやサナダムシと比較したら、その大きさは比較できないほどのサイズです。自分よりも小さな敵であれば貪食は可能ですが、とてもそんな大きな敵は貪食できません。

そこで活躍するのがIgE抗体です。図表18をご覧ください。寄生性蠕虫を認識するIgE抗体が寄生虫に張り付き、そのIgE抗体を目印にNK細胞という免疫細胞が寄生虫に接近します。そして、NK細胞はパーフォリンという毒性成分を放出することで寄生虫を殺滅します。つまり、**IgEは寄生虫という敵を倒すための案内役として働いている**のです。

軍隊でいえば抗体はビーコンといったところでしょうか。戦闘機の空中戦で敵味方を識別するため、仲間の戦闘機と敵の戦闘機を識別するためのマーカー機能を果たすのがビーコンです。すなわち、抗体それ自体は敵を倒すための能力はありませんが、相手を倒す役割の免疫細胞を引きつける重要な役割を持っているわけです。

まとめ

- ✔ほとんどの疾患が、何らかの形で免疫系と関連している
- ✔免疫系には、自然免疫系と獲得免疫系の2つがある

免疫とアレルギーの不思議な関係

アレルギーは免疫が目的から逸脱して暴走した状態

免疫がどのようなものかご理解いただけたところで、ここからは肝心なアレルギーの話をしていきます。免疫の病気には、免疫の低下が原因となり発症する病気と、免疫の機能が亢進してしまった結果発症する病気の2種類があります。

免疫力が低下したことにより発症すると考えられている疾患としては、慢性疲労症候群、腎臓病、慢性リンパ性白血病、心臓病、肝炎、認知症、自閉症、糖尿病、ダウン症、膠原病、腫瘍、感染症などが挙げられます。

一方で、免疫の亢進が原因となり発症する病気としては、アレルギー（喘息、アトピー、花粉症）、自己免疫疾患、慢性関節リューマチ、炎症性腸疾患、メタボリックシンドローム、各種炎症性疾患などが挙げられます。

このように、アレルギーは免疫がその目的から逸脱し暴走した状態といえるわけです。アレルギー疾患は、抗原と抗体との反応が、特定の抗原に対して過剰に起こる状態により発症する疾患の総称です。抗原抗体反応は、本来外来の異物（抗原）を排除するために働く、生体にとって有益なシステムです。しかし、このシステムが過剰に働き、生体にとって不利益をもたらしている状態がアレルギーです。

我々の体は消化管、呼吸器、皮膚、目などが外部と接触しており、これら器官で抗原と接触した場合に、アレルギーは発症します。鼻腔粘膜では鼻水やくしゃみが、目ではかゆみや涙が、皮膚ではじんましんのように、粘膜や皮膚で各種の症状が表れますが、それらは概ね炎症症状として現れてきます。

Ⅰ型アレルギーとは

さて、Ⅰ型アレルギーについてもう少し詳しく説明することにしましょう。

アレルギーと聞いてすぐに思い浮かべるのは花粉症でしょうか？　あるいは、牛乳や小麦などある種の食物を食べると発症する食物アレルギーでしょうか？

どちらも、分類上はI型アレルギーに分類されます。その他、慢性気管支喘息、アトピー性皮膚炎、アレルギー性結膜炎などがあります。それでは次に図表19をご覧ください。体内に侵入した花粉やダニなどの抗原は、免疫グロブリンIgE抗体と抗原抗体反応により結合します。IgE抗体は、肥満細胞や好塩基球といった免疫細胞の一種の表面に発現しているIgEが結合できるポケットのような分子である受容体とすでに強く結合しています。抗原が抗体と結合すると、細胞内の顆粒とよばれる袋の中に蓄えられていたヒスタミン、セロトニンなどのケミカルメディエーターが細胞外に放出されます。

セロトニンは不可欠アミノ酸のトリプトファンから体内で合成されるアミンの一種で、血液凝固、血管収縮、疼痛調節、脳血管収縮調節などに働くホルモンの一つです。

ヒスタミンもホルモンの一つですが、血管拡張や血管透過性亢進などを誘発し、浮腫、掻痒《そうよう》、くしゃみや鼻水などの症状が出現します。花粉症などの対処療法に抗ヒスタミン剤が用いられるのはこのヒスタミンの作用をブロックするためです。

このように、これら一連の応答により発症する症候群をI型アレルギーとよびます。本書では特筆しない限り、I型アレルギーをアレルギーとよぶこととします。このアレルギー応答は即時型過敏応答とよばれ、アレルギー性鼻炎、気管支喘息、じんましんなどの症状を伴います。食物アレルギーなどで起こることがありますが、反応が激しく、全身性

図表19　なぜアレルギーは起こるのか

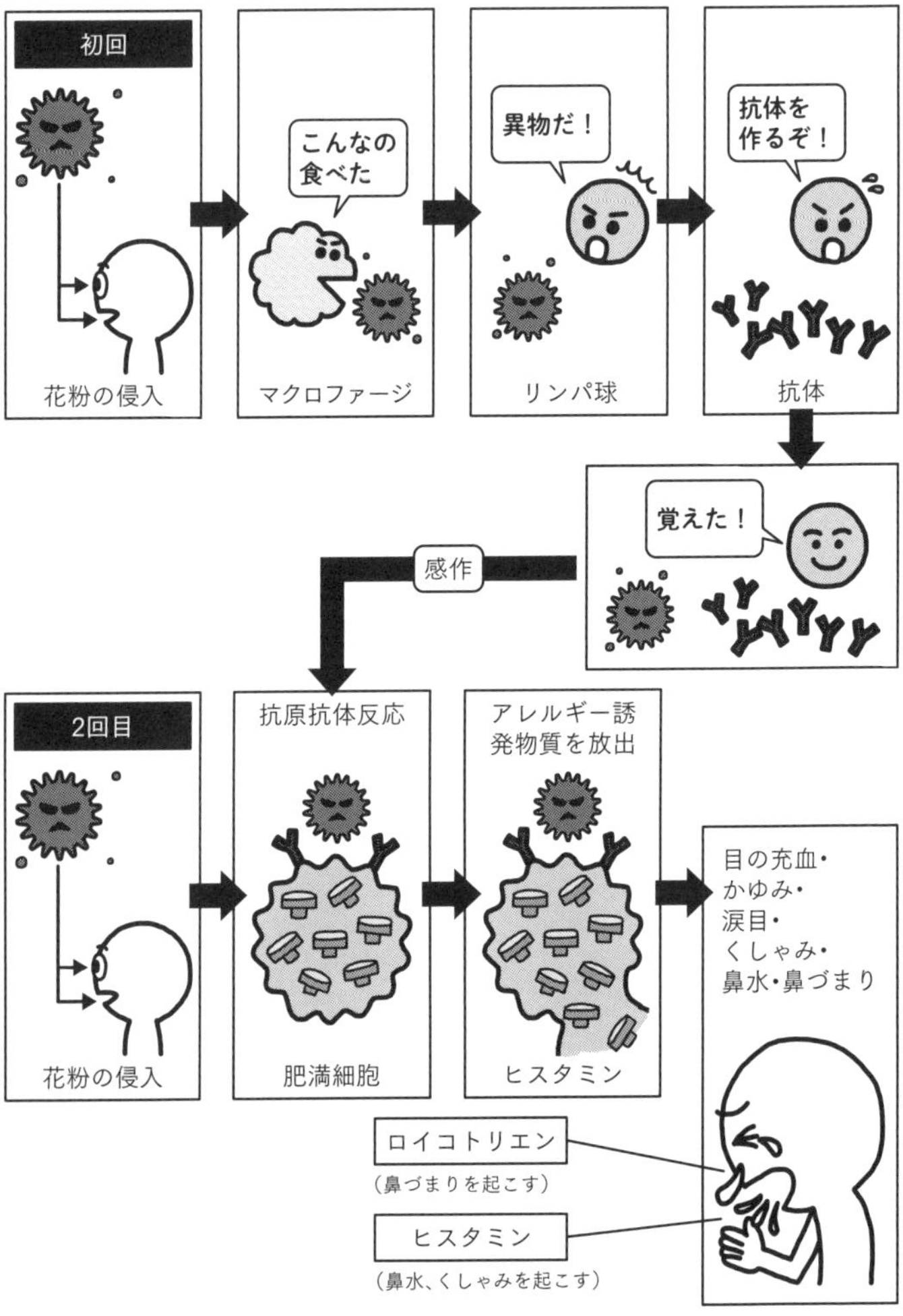

のものをアナフィラキシーとよび、さらに急速な血圧低下によりショック状態を呈したものを、アナフィラキシーショックといいます。これらアレルギー症状は、10分前後で現れてくることから、即時型過敏症ともよばれます。

アメリカでピーナッツバターを食べた後に恋人とキスをしたところ、**ピーナッツアレルギーだった恋人がアナフィラキシーショックで死んでしまった**話があります。食物アレルギーではこのような例があるため、注意が必要です。

I型アレルギーの代表的な疾患として、蕁麻疹、食物アレルギー、花粉症、アレルギー性鼻炎、気管支喘息、アトピー性皮膚炎などがあります。

ここで、少し息抜きのお話をしましょう。そこでクイズを一問。

次の2つの出来事は、どちらがアレルギーでしょうか?

①蚊に刺されてかゆい

②生サバを食べたらアニサキスに感染し胃が痛い

答え：どちらもアレルギー反応です。

意外と思われるかもしれませんが、実はどちらもアレルギー症状なのです。

生後初めて夏を迎えた赤ちゃんがいます。お母さんがちょっと窓を開けたすきを見て、部屋に入ってきた蚊に血を吸われてしまいました。でも、蚊に刺されたところは赤くならず、腫れも見られません。これはなぜでしょうか？

実は、蚊の唾液中には血液を固めない作用を持つタンパク質が含まれており、蚊に刺されると、蚊はこの唾液を皮膚内に注射します。このタンパク質がアレルゲンとなり、このアレルゲンに対するIgE抗体が作り出され、2度目以降に蚊に刺されると、刺されたところでアレルギー反応が起こり、かゆみや腫れが起きているわけです。赤ちゃんが初めて蚊に刺されてもまだIgE抗体はできていないので、かゆくならないわけです。

アニサキスはサバやタラなどの寒い海に住む魚類やイカなどに寄生する寄生性蠕虫です。よく生サバを食べてアニサキスに感染すると、アニサキスが胃壁にかみついてひどい痛みを起こし、内視鏡でないと治療できないなどと報道されているのを耳にします。ところが、アニサキスが胃壁にかみつくのは事実ですが、かみつかれた傷の痛みで痛いのではありりません。蚊と同じようにアニサキスからはある種のタンパク質が出ており、これがアレルゲンとなり、**かみつかれた胃壁中で強いアレルギーが起こり激しい痛みが出る**わけです。

私は過去2回アニサキス中毒を経験していますが、花粉症用の抗ヒスタミン剤服用で痛みが緩和され、内視鏡なしでも完治しています。アニサキスは胃壁を食い破るなどと大げさなことをいう人がいますが、元々アニサキスはサバなどの胃に住み着き、胃壁にかみついて消化液で流されないようアンカリングする性質があります。この作用でアニサキスは人の胃にもかみつきますが、人の場合は長く定着できず、1日以内には自然に排虫されます。

まとめ

- ✔ 免疫の病気は免疫低下によるものと免疫機能亢進によるものの2種類ある
- ✔ アニサキスは人の胃に長く定着できない

近年、アレルギーが増加している原因

花粉症は戦後爆発的に増加している

近年、日本ではアレルギー疾患が急増しています。かくいう私も花粉症です。若いころは花粉症ではありませんでしたが、40代のころ発症してしまいました。

私の家内は、私と結婚する以前から花粉症で悩んでいました。そのころ未発症だった私は、気の毒とは思いながらも他人事のように感じていました。ところが、自分が発症してからは、春先が近づくと憂鬱な日々を送り続けています。

私の母は気管支喘息の持病があり、遺伝的にはアレルギー持ちの家系です。私自身花粉症を発症しても不思議ではない体質であったのに、そのころは自分が発症するとは夢にも思っていませんでした。

今や花粉症の有病率は50％に迫り、国民病といっても過言ではありません。

図表20はすでに前項で示した図表15と似ていますが、こちらは死因を示した図ではなく、アレルギー疾患と感染症の発症率を比較した図です。**感染症の発症数が低下するのと呼応するように、花粉症をはじめとしたアレルギーは戦後爆発的に増加しているのが分かります。**特にこの傾向は日本独特のものです。

それではなぜ、このようにアレルギーは近年になって増加しているのでしょうか？　そのヒントは日本人のきれい好きに関係しています。

図表20のように、戦後感染症は激減しています。その理由は、前項で説明したように医療技術の進歩や抗生物質をはじめとした新薬の開発に帰するところが多いでしょう。その一方で、戦後の衛生環境の改善も感染症の減少に一役買っています。この図からだけでは衛生環境の改善がアレルギー疾患の増加に直接関係するとは断定できませんが、感染症の減少に反比例するようにアレルギー疾患が増加しています。

アレルギーの原因はさまざまなものがその候補として考えられていますが、例えば、遺伝的背景、食生活、環境影響として抗原の増加（スギの植林）、ディーゼルエンジン排気ガスなどが挙げられます。

一方で、最有力なアレルギー原因の仮説が**衛生仮説**といわれるものです。衛生仮説とは、

図表20　衛生仮説

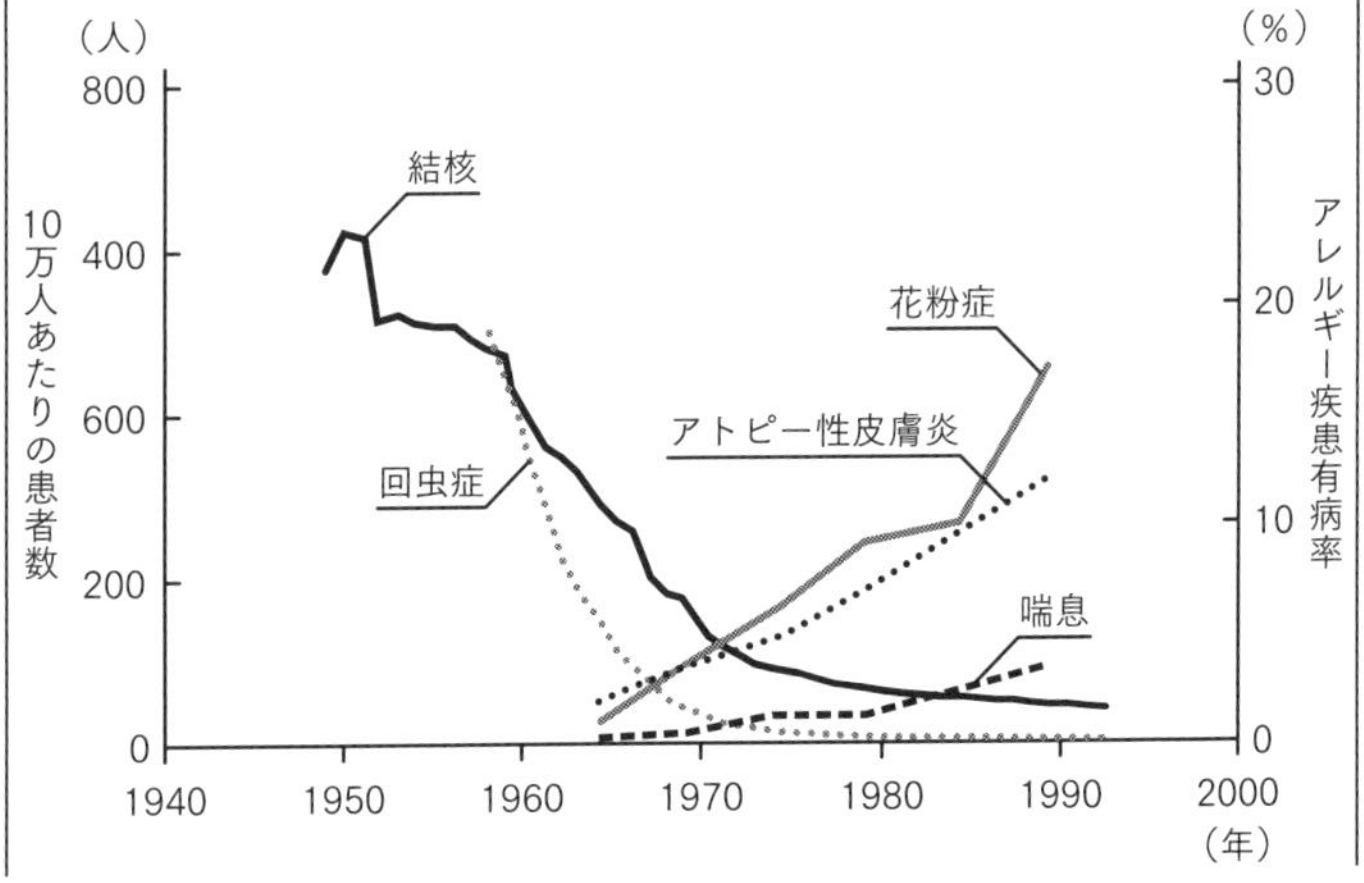

衛生環境が改善し慢性的細菌感染症が減少した結果、アレルギー疾患が増加したとする仮説です。細菌感染症のみならず、寄生虫感染の減少もアレルギー疾患の増加に関係しているとの考えもあります。この衛生仮説については少し後回しにして、そのほかの仮説について一つずつ説明していきましょう。

アレルギーと遺伝的背景

まず、遺伝的背景ですが、多くの疾患と同様、発症要因には遺伝的な原因の関与は多かれ少なかれあると考えられます。アレルギー以外の疾患も同様ですが、疾患発症に特定の遺伝子が関係するかどうかを調べる方法は、その疾患を発症しやすい動物がいるかどうかを確認することから始めます。

アレルギーの場合も確かに発症しやすい動物がいました。NcNga マウスという種類のマウスは、普通のマウスに比べアトピー性皮膚炎を発症しやすいことが確認されています。ただ、このマウスはアトピー性皮膚炎を発症するものの、花粉症のようなアレルギー性鼻炎を発症しやすいわけではありません。このマウスがアトピー性皮膚炎を発症しやすいのは、アレルギー発症に必須な遺伝子変異ではなく、皮膚に関連した遺伝子変異の可能性が高いと思われます。これまで、アレルギーに関連した遺伝子の追求は各方面で行われていますが、残念ながら現時点では、有力な遺伝子の特定には至っていません。いずれにせよ、遺伝的背景がアレルギー発症に関与しているとしても、それが近年のアレルギー疾患増加に直接関係していることはないでしょう。

アレルギーと食生活について

次に、食生活がアレルギー発症に関与するかどうかですが、こちらもこれといった決定的な食生活の立証には至っていません。

元々、食生活がアレルギーに関与するのではないかとの仮説は、戦後のアレルギー増加と食生活の欧米化が比例していることから始まっています。実際には、これは偶然の一致であると思われます。というのも、もし欧米食がアレルギーを発症しやすいのであれば、欧米人のほうが日本人よりもアレルギーの有病率が高いはずですが、実際にはそんなことはありません。むしろ、日本人より欧米人のほうが有病率は低い傾向にあります。

アレルギーと環境による影響について

次に環境影響として抗原の増加（スギの植林）、ディーゼルエンジンの排気ガスの関連ですが、こちらについては強く関係しています。当たり前ですが、抗原であるアレルゲンが環境中に多ければ発症数は必然的に増加します。

ただ、よく花粉の飛散量が多い年に「今年は花粉の飛散量が多いので、花粉症の新規発症者数も増加すると思われます」といったニュースが流れることがありますが、これは間違っています。確かに、花粉飛散量の増加は花粉症増加をもたらしますが、発症はその年ではありません。その翌年、再度花粉が飛散し始めたときに発症するのが一般的です。なぜなら、初めてアレルゲンを体内に入れたときには、アレルギーは発症しないためです。

ディーゼルエンジンの排気ガスがアレルギーの原因ではないかとする仮説ですが、これは多少、関連があると思います。近年の花粉症増加と車社会における大気中の排気ガス増加が比例関係にあることから、この仮説が提唱されました。

というのも、人為的に動物に抗原を感作させて、抗体を作らせようとするときは**アジュバント**という物質を抗原と混合します。これを体内に摂取し、抗体ができやすいように工夫しています。つまり、ディーゼルエンジンの排気ガスがこのアジュバントの効果を持っているから抗体ができやすくなり、発症が増加しているのではないかと考えたわけです。

アレルギーの場合、関係する抗体はIgE抗体です。IgE抗体の誘導に用いられるアジュバントは**徐放性**といって、徐々に抗原がじわじわと染み出るように放出されるタイプが用いられます。しかしディーゼルエンジンの排気ガスにはそのような徐放性はないため、アレルギーの増加とディーゼルエンジンの排気ガスにも直接的な関係はないようです。

まとめ

- ✔ アレルギーの発症には遺伝的・環境的背景がある
- ✔ 感染症の減少に反比例するように、アレルギー疾患は増加している

衛生仮説について

衛生環境の改善によりアレルギーが発症する？

ここまで、アレルギーの増加をもたらす各種の要因を解説してきましたが、どうも直接的に強い相関を持つ仮説は衛生仮説のみのようです。そこで、この衛生仮説についてさらに詳しく解説していきましょう。

衛生仮説とは、**細菌やウイルス、寄生虫感染が衛生環境の改善により減少した結果、アレルギー発症が増加したとする仮説**です。

特に寄生性蠕虫感染減少が大きく影響しているのは次の通りです。以前に説明したように、アレルギーに関わる抗体であるIgE抗体は、寄生性蠕虫に対抗するための抗体です。そのため、寄生性蠕虫感染が減少すれば寄生性蠕虫に対する免疫系が空振り状況になってしまい、本来認識しない花粉などを寄生性蠕虫と勘違いしてアレルギーを発症する機会が増加してしまいます。

それでは、なぜ寄生性蠕虫以外の細菌やウイルスに感染する機会が減った場合も、アレルギーが増加してしまうのでしょうか？

前述したように、寄生性蠕虫は免疫細胞より大きいのに対し、細菌やウイルスは免疫細胞よりかなり小さいサイズです。このため、寄生性蠕虫に対する免疫系と、細菌やウイルスに対する免疫系は異なっています。**寄生性蠕虫に対抗するための免疫系を液性免疫とよび、細菌やウイルスに対する免疫は細胞性免疫とよびます。**

液性免疫は、IgEなどの抗体が主役となって異物を撃退する方法の免疫反応を示します。一方の細胞性免疫は、細菌やウイルス感染細胞やがん細胞などの異常細胞を、抗体などを介さずに免疫細胞そのものが直接攻撃するタイプの免疫反応のことを示します。

この液性免疫と細胞性免疫はある意味では相対する免疫で、片方が活性化すると相手方は機能が抑制されてしまいます。多量の外敵が体内に侵入すると免疫細胞は増殖活性化し、外敵に対応しようとします。しかし、それが十分ではないとなると、別の機能のためにある免疫細胞も動員し、対応しようとするわけです。つまり、寄生性蠕虫感染が激しい場合、液性免疫が活性化し、寄生虫を撃退しようとします。

しかし、敵が多く対応しきれない場合、細胞性免疫に関与する細胞を動員し、液性免疫として対処しようと働くわけです。その結果、液性免疫は通常の状態より活性が高いのに対し、細胞性免疫はその活性が低い状態に陥ってしまいます。

当然、逆もまた真なりであり、細胞性免疫が活性化すると液性免疫は減退していきます。このように、**液性免疫と細胞性免疫はシーソーのようにバランスが保たれている**わけです。

免疫とは部隊である

免疫系はよく部隊で表現されることがあります。寄生性蠕虫という敵2万が攻め込んできて、戦闘状態になりました。この場合、液性免疫部隊の兵力1万は前線で戦いますが、善戦むなしく退去せざるを得ない状態になってしまいます。

そこで、液性免疫部隊の司令官は伝令を飛ばし、細胞性免疫部隊に援軍の要請を行います。細胞性免疫部隊から1万の兵が前線に向かい、液性免疫部隊と協力し、ついには敵を殲滅してしまいます。しかし、この状況下では細胞性免疫部隊は手薄となり、この時点で細菌やウイルスに攻め込まれると細胞性免疫部隊は負けてしまうかもしれません。

実際に体の中では同じようなことが起こり得ます。体は常に外敵にさらされていますが、さまざまな防御法で外敵の侵入を防いでいます。このような外敵が侵入していない状況下では、免疫系は無駄に活性化しないようにお休みしています。

しかし、常に外敵が侵入することに備え臨戦状態であることには変わりありません。太平洋戦争以前は衛生状態が悪く、常に細菌やウイルスが体に侵入し、慢性感染となり、細胞性免疫が活性化していました。つまり、この状況下では液性免疫はあまり活動していません。お休み状態です。

ところが、戦後になり衛生状態が改善され、慢性感染もなくなってしまうと、今度は、細胞性免疫がお休み状態となり、逆に液性免疫は臨戦状態です。そこに、花粉などが大量に体内に入ってくるとどうなるでしょうか？　液性免疫は活性化され、寄生性蠕虫でもないのに、花粉を寄生性蠕虫と取り間違え、IgE抗体が大量に産生誘導されることで花粉症が発症してしまいます。これが衛生仮説によりアレルギーが増加した原因と考えられます。

衛生仮説の根拠となる考え方

私は以前、寄生性蠕虫の成分をアレルギーの治療に使えないか研究をしていたことがあります。寄生虫の成分を提供してもらうため、東京医科歯科大学の医動物研究室に入り、そこで研究をしていました。そのときの研究室の教授が藤田紘一郎先生です。２０２１年に故人になられましたが、藤田先生は私の恩師です。

藤田先生が常に自説として提唱されていたのが、衛生仮説です。アレルギーの予防には寄生虫感染が有効だとして自らサナダムシの卵を飲み、おなかにサナダムシを寄生させ、サナダムシに名前までつけているような少し変な先生です。さまざまなメディアにも出演され、多数の著書も執筆されています。その著書の一つに『清潔はビョーキだ』（朝日文庫）というタイトルの本があります。これが、まさに衛生仮説を提唱したものです。

先生は少し無謀な一面があり、その持論の公開により多方面から攻撃を受けることも多々ありました。

藤田先生によれば、衛生仮説の根拠として次の要因などを挙げています。

- 東南アジアなどの子どもたちは寄生虫感染や細菌の慢性感染があるにも関わらず、アレルギー疾患を罹患している子は少なく、肌もつやつやしていて健康そのものであること

●旧東ドイツの国民は、寄生虫感染や細菌の慢性感染者数が多く、かつ、ディーゼルエンジンの排気ガス濃度が高いにもかかわらず、アレルギー疾患の罹患者が少ない

といった特徴を挙げています。

確かに疫学的にはこのような傾向は認められており、衛生仮説を裏づける根拠となっています。それに加えて、前述した細菌やウイルスに対する免疫学的動向からも衛生仮説に矛盾はないと考えられています。

まとめ

✔寄生虫に対する免疫系と細菌やウイルスに対する免疫系は異なる

✔衛生状態の改善により細胞性免疫はお休み状態となり、その結果アレルギーが増加した

食生活がアレルギーを増長させていた？

現代の食生活によるアレルギー問題

前述したように、アレルギーの要因の一部に近年の食生活の変化が関係しているとの仮説があります。この仮説は衛生仮説に隠れてしまいあまり注目されていませんが、**発症の増加に食生活が関与していることは事実です。**

現代の食生活は、砂糖、飽和脂肪酸、添加物を多く含む加工食品の摂取過多に変化してきています。これらの変化は、肥満、糖尿病、心血管疾患などのさまざまな健康問題とも関連していると考えられています。

食生活の変化がどこに影響を及ぼすのかというと、まずは**腸などの消化管への影響**が考えられます。特に食習慣は、フローラとよばれる腸内細菌叢の構成に大きな影響を与えている可能性があります。加工食品が多く繊維の少ない食事は腸内細菌のバランスを変化させ、いわゆる悪玉菌の増加を助長し、その結果免疫系の調節不全を引き起こしてしまっている可能性があります。

いくつかの報告では、衛生仮説と食習慣との関連を考察しています。衛生環境の改善と食生活の変化により、腸内でのさまざまな微生物への曝露が減少してしまい、免疫系が過剰に活性化してアレルギーを引き起こす可能性があることを示唆しています。

この仮説では、特に幼児期の微生物への曝露がアレルギー予防に果たす役割を強調しています。日本に限らず欧米においても喘息、湿疹、食物アレルギーなどのアレルギー疾患は、ここ数十年で有病率が大幅に増加しています。この傾向により、欧米の研究者も食事要因を含む潜在的な原因を調査するようになってきました。

加工食品には、人工保存料、着色料、香料などが天然食品に比べ多く含まれており、これらの成分の一部には、アレルゲンとなり得る成分が含まれていることがあります。**添加物の摂取過多は、アレルギーに潜在的に敏感な人にとって、アレルギーの発症または悪化に寄与する可能性があるようです。**

皆さまも食物アレルギーのことはよくご存じのことと思います。食物アレルギーは花粉症や喘息、アトピー性皮膚炎のように花粉やダニといったアレルゲンが外からやってくるのではなく、食べ物を食べることによって、その食べ物のタンパク質がアレルゲンとなって発症するアレルギー疾患です。

この食物アレルギーの発症過程も、花粉症などのアレルギー疾患と同様に抗原提示といって、免疫細胞へ最初にアレルゲンがさらされることで、次にアレルゲンと出合ったときにアレルギーが発症します。そのため、花粉症の場合はスギ花粉の飛散が強い年の翌年に発症者数が多くなるわけですが、食物アレルギーの場合、流行というファクターは関係がありません。

食物アレルギーが増加している理由

なぜ食物アレルギーは近年増加しているのでしょうか？

それにはいくつかの理由があるといわれています。特に以前の考えでは、乳児のときの食生活が関係しているといわれていました。食物に含まれているアレルゲンは、ほとんどがタンパク質です。通常、タンパク質は消化酵素によって胃や十二指腸で分解され、アミノ酸もしくはペプチドといった小分子まで分解され、小腸で吸収されます。

ところが乳児のころは母乳やミルクしか摂取していないので、この消化酵素などの消化システムが未発達な状態です。このように消化システムが未発達な状態で離乳食にアレルゲンが含まれていると、アレルゲンが消化しきれずに小腸に到達します。そして未分解のアレルゲンが抗原提示されてしまうことで、食物アレルギーを発症してしまう危険性があります。以前はこの考えが主流でしたが、最近の研究では食事による早期からの抗原暴露は、かえって食物アレルギー発症を抑制することが確認されています。

実は、最近の研究から、**皮膚や気道からもアレルゲン食物が取り込まれ、その結果食物アレルギーの原因となっている**との仮説が提唱されています。

自然志向からスキンケア外用剤の原料に小麦やピーナッツ、ナッツ類、ごまなどの植物性油脂、大豆や豆乳などのアレルゲンを含有する食品原料が利用される傾向にあります。最新の研究で、皮膚や気道からもこれらアレルゲン食物が取り込まれアレルギーが引き起こされることが分かってきました。

皆さまも記憶に新しい事件として、人気の洗顔石鹸に含まれていた小麦タンパクを加水分解した成分が、経皮的に体内に取り込まれ、その後、小麦アレルギーを発症してしまう例が社会問題となりました。

このように、環境中にアレルゲン食物が増えることで知らず知らずのうちに、アレルゲン感作が成立してしまっていることが多くあります。

実は、皮膚や気道粘膜は消化管よりもアレルギーの増悪因子であるIgE抗体を誘導しやすい組織なのです。皮膚や気道粘膜には消化酵素がないことも一因ですが、皮膚や気道は外部刺激に対して感受性の強い組織でもあります。

ヤマノイモをすりおろし、これが皮膚に付くとかぶれることがありますが、すりおろしを食べてもおなかが痛くなったり、かゆくなったりしませんよね。このように、消化管の粘膜は日ごろからさまざまな成分を食事として受け入れる場所のため、刺激物への耐性が強いわけです。特に皮膚のバリア機能が弱い乳児の場合は注意が必要です。

それ以外の理由として、**腸内細菌の異常も食物アレルギー発症増加と関係がある**といわれています。こちらも最近の研究で、腸内細菌との関係が指摘されています。腸内細菌は私たちの体に100兆個を超える数が生息しており、腸内細菌叢という集団を形成しています。本来、この腸内細菌叢は体の健康に良い影響を与える種類の細菌で構成され、消化管の環境をバランスよく保っています。

出生直後の乳児の腸内細菌は急激に変化していき、出生数日からビフィズス菌が最も多くなり、幼児期を通じて腸内の環境を良い状態に維持しています。ところが、**乳児期にビフィズス菌が少ないとアレルギーを発症しやすいことが報告されています。**

また、アトピー性皮膚炎の重症度とビフィズス菌数は反比例の傾向があるといわれています。近年ビフィズス菌が少なくなっている原因は明確ではありませんが、母親の食生活の欧米化や、砂糖、飽和脂肪酸、添加物を多く含む加工食品の摂取過多など、食生活を中心とする環境の変化や、抗生物質の多用との関係が疑われています。

特定の食べ物がアレルゲンになる理由

ところで、なぜある特定の食べ物が食物アレルギーのアレルゲンになるのでしょうか？飲み物以外、ほとんどの食べ物にはタンパク質が含まれています。しかし、図表21にあるように、特定原材料としてその発症頻度の高い7品目以外にも21品目が特定原材料に準ずるとして指定されています。

それではなぜ、この特定食品原材料がアレルゲンとなり得るのでしょうか？　それは、はっきりと分かっているわけではありませんが、先ほどの皮膚からの吸収のしやすさ、腸

図表21　特定原材料

特定原材料　7品目　表示義務

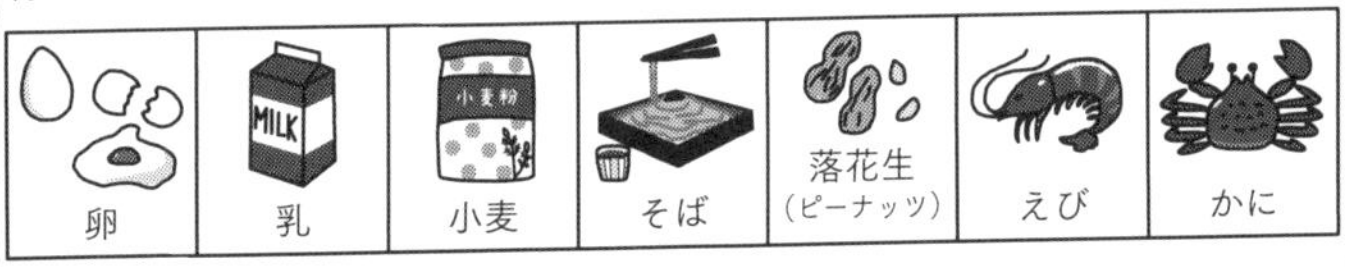

卵	乳	小麦	そば	落花生（ピーナッツ）	えび	かに

特定原材料に準ずるもの　推奨21品目

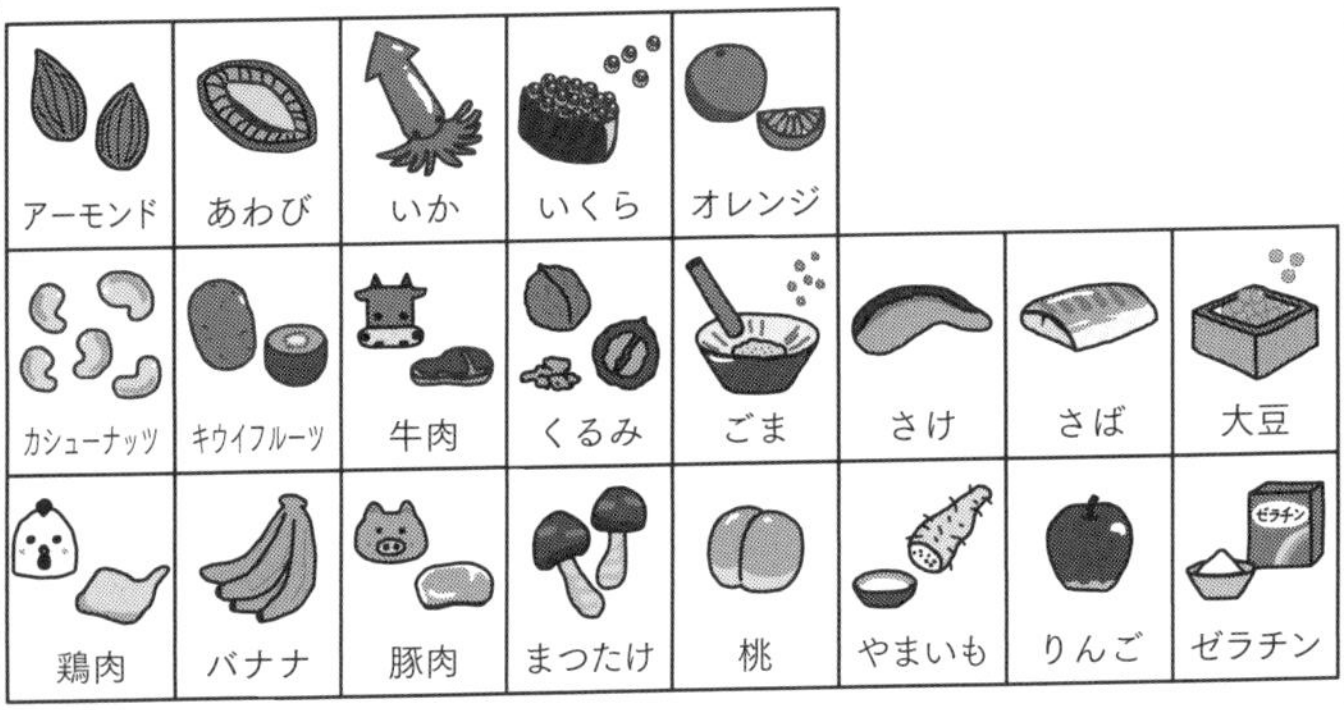

アーモンド	あわび	いか	いくら	オレンジ
カシューナッツ	キウイフルーツ	牛肉	くるみ	ごま	さけ	さば	大豆
鶏肉	バナナ	豚肉	まつたけ	桃	やまいも	りんご	ゼラチン

内での消化と少し関係しています。これら食品原材料のどのタンパク質がアレルゲンとなるのかは、全ての食材について特定されています。それらタンパク質を並べてみても、一見共通の特徴はないように思えます。

ところが、これらのタンパク質はその構造上消化酵素で分解されにくい部分があり、これが皮膚での吸収のされやすさとアレルゲンになりやすいといった特徴なのです。

もう一つ特徴があります。アレルゲンの分解物が、免疫細胞に認識されやすい立体構造を有している可能性が示唆されています。つまり、特定食品原材料はそのアミノ酸配列の特徴から皮膚で吸収されやすく、消化されにくく、かつ免疫細胞に認識されやすいためにアレルゲンとなり得るようです。

そのため、図表21にあるような食材が皮膚に触れるなどして、赤ちゃんにアレルゲンが暴露されると、食物アレルギーを発症させてしまう可能性があります。しかし、厄介なことにこれら食材を全く与えずにいると、その後食物アレルギーを発症させてしまうこともあり得るのです。

自己の抗原には反応しない状態の免疫寛容

免疫には**トレランス**という言葉があります。免疫を担当するある種の細胞は、あらゆる抗原に対応できるよう、抗原に結合する部位に無数のバリエーションを持ったものがランダムに作り出されます。ところが、このようにランダムに作られたものの中には、自分自身の細胞を異物と見なして攻撃してしまう場合があります。そのため、細胞が成熟する過程で、そのように自己の抗原に反応する細胞は死滅してしまいます。

このように、自己の抗原には反応しない状態になる仕組みを**免疫寛容**（トレランス）とよびます。本来は自己の抗原に対して誘導される免疫寛容ですが、食事として腸内で提示される食品由来のタンパク質に対しても免疫寛容が誘導されます。**食事から毎日のように接触するタンパク質に反応していてはきりがないので、免疫寛容が誘導されるわけです。**

この免疫寛容は乳幼児のころに誘導され、大人になってからはあまり誘導されません。もし、乳幼児の間にある食品のタンパク質が全く腸内に入ってこず、そのタンパク質に対し免疫寛容が誘導されないと次のようになります。離乳食終了後になって初めてその食品が体内に入ってくるため、まだ免疫寛容は成立しておらず、そのタンパク質がアレルゲンとなって食物アレルギーを発症させてしまうわけです。ですので、ある時期からは特定アレルゲンであっても積極的に摂取させることで、免疫寛容が誘導され、食物アレルギー発症のリスクが軽減される可能性があるといわれています。

これら食品の摂取が遅れると、食物アレルギーは増加してしまいます。このように、**食物アレルギーの発症予防には特定食品摂取のタイミングが重要で、幼いうちから摂取していくことが発症予防につながります。**

食事の欧米化がアレルギー発症に関与している？

日本の食事は戦後欧米化が進み、アレルギーの発症増加に関連している可能性が示唆されています。肉食の増加、加工食品、甘味飲料の多量摂取を特徴とする欧米食は、アレルギー疾患のリスク増加と関連しているともいわれています。

逆に、果物、緑黄色野菜、オメガ3脂肪酸という特殊な脂肪が豊富な食事にはアレルギー発症予防効果があるともいわれています。日本の戦前の食事は果物や野菜を多く摂取し、青魚を多く摂取することでオメガ3脂肪酸の摂取量も多かったと考えられています。

しかしながら、いくつかの報告では、アレルギー疾患の多因子性が強調されており、食習慣はアレルギー発症要因というパズルの1ピースにすぎないともいわれています。また、別の報告では、多様でバランスのとれた食事の促進、アレルギー性食品の早期導入の奨励、加工食品やアレルギー性物質を含む食品の消費量の削減など、アレルギー疾患を予防するための戦略について議論して結論づけています。

これらを要約すると、アレルギー疾患の増加と食習慣との関連を調査する研究報告では、バランスのとれた多様な食事、早期からの特定アレルゲン含有食品摂取の重要性、そして食事とアレルギー疾患の複雑な関係を完全に理解するためにはさらなる研究が必要といえるでしょう。

まとめ

- ✔アレルギーの要因の一部に、食生活の変化が関係している
- ✔乳児期にビフィズス菌が少ないとアレルギーを発症しやすい

かくれアレルギーは本当にある？

アレルギー学会では医学用語として認知されていない

さて、皆さまは**かくれアレルギー**をご存じでしょうか？

実は、かくれアレルギーという言葉はアレルギー学会では医学用語として認知されてはいません。それでは、一般にいわれているかくれアレルギーとはどういったアレルギーなのでしょうか。そのヒントは、アレルゲンと出合ってから症状が出始めるまでの時間にあります。前項までに説明してきたアレルギーはI型アレルギーでしたが、このI型アレルギーは別名**即時型アレルギー**といわれています。

花粉症に罹患している方なら分かりやすいと思いますが、花粉が鼻に飛び込んでくる感覚は分かると思います。そして、その感覚の直後数秒以内にくしゃみや鼻水が出てくるという方も多いのではないでしょうか？

このようにI型アレルギーでは、アレルゲンが体内で肥満細胞とよばれる免疫細胞に結合すると、即座に細胞内の顆粒が細胞外に放出されます。顆粒中のヒスタミンなどのケミカルメディエーターとよばれる物質が、細胞の周りに拡散していきます。そして、周りにある細胞のヒスタミン受容体にヒスタミンが結合すると、くしゃみや鼻水が誘発されるわけです。この間、アレルゲンが体内に入ってからヒスタミンによってくしゃみが誘発されるまで**数秒で行われる反応**ですので、これが即時型とよばれるゆえんです。

一方、**かくれアレルギーのほうはアレルゲンと出合ってから反応が起こるまで、数時間から長い場合は数日**かかってしまいます。進行するメカニズムは、I型アレルギーの反応メカニズムとは異なります。図表22に遅延性アレルギーの可能性がある症状を挙げてみます。

頭痛や集中力不足もアレルギーが原因？

特徴的な症状としては、消化器症状の消化不良、胃のもたれ、吐き気、神経症状の倦怠感、頭痛、集中力不足などが挙げられます。これらの症状は誰でも経験があり、ほとんど

図表22　遅延性アレルギーの可能性がある症状

消化器	消化不良・胃もたれ・便秘・下痢・腹痛・吐き気・過敏性腸症候群・腹満感など
精神神経症状	不安神経症・頭痛・情緒不安定・うつ・頭が重い・集中力不足など
皮膚症状	湿疹・にきび・(アトピー性)皮膚炎・ふけ・じんましん・肌荒れ・多汗など
呼吸器系	鼻水・鼻づまり・慢性副鼻腔炎・喘息など
泌尿生殖器系	頻尿・尿意切迫・夜尿症(小児)・月経前症候群・おりものなど
筋骨格系	筋肉痛・関節痛・関節炎・関節リウマチなど
その他	不整脈・慢性疲労・倦怠感・口内炎・むくみ・体重増加など

の人はアレルギーが原因とは思わないでしょう。アレルギーのイメージとは結びつかない症状を慢性的に引き起こす点が、かくれアレルギーとよばれるゆえんなのです。

これらの症状は、お酒を飲みすぎた翌日に現れる、いわゆる二日酔いの症状に似ていると思いませんか？

図表22で示した症状は、健康な人なら誰でも経験したことがあるようなちょっとした不快程度で、あまり深刻には感じていないでしょう。二日酔いであれば原因がはっきりしています。症状が重篤であっても時間がたてば治るのは分かっていますから、深く考えないのは普通です。でも、思い当たる原因がないのに同じ症状が出たら、深刻に悩んでしまうかもしれません。

現在健康であっても、何らかの不調を感じている方は多いと思います。しかし、病院に行くほどの症状ではないので、特に処置をせず不調を抱えながら、日々の生活に追われ毎日を過ごしているのではないでしょうか。大半の日本人が何らかの体調不良を感じております。これらの不調にはいろいろな要因が考えられますが、食生活や運動習慣の不足などの生活習慣による影響を無視することはできません。

現代社会に生きる私たちは、これらのような健康に関する不調以外にも多くの食にまつわる問題を抱えています。そのような健康に及ぼす不調の原因を遅発型フードアレルギーにあるとする考え方が持ち上がってきました。

通常、食物アレルギーは原因となる食物を摂取すると即座にじんましんが現れるなど、すぐに症状が出てくるものとして知られています。実は、すぐに症状が出てくるもののほかに、もうひとつのタイプのアレルギーがあることが分かりました。それが、**原因となる食物を摂取して数時間〜数日たってから症状が現れる「遅発型フードアレルギー」**です。

表に示したように、肌荒れ、倦怠感、肩こりやイライラなど、遅発型フードアレルギーの症状は多彩で、摂取後すぐに症状が出ないことから自覚されにくいのが特徴です。

多くの方は、これらの症状は年齢や体質のせいだと思い込んでいるかもしれません。症状が多彩で出現まで時間がかかるため、それが原因であることが分かりにくいのです。

前項で説明したように、即時型アレルギーであるⅠ型アレルギーの場合は、IgE抗体が発症に関わります。一方、遅発型フードアレルギーではIgGという別のタイプの抗体によって、症状が引き起こされるといわれています。このことから、即時型の検査で陽性反応があっても遅発型では陰性であり、またその逆もあり得るといわれています。

即時型は特に小児期に発症する場合が多く、年齢を経ると治まる事例も多くあります。しかし、遅発型フードアレルギーの場合はあまり年齢には関係なく現れます。

遅発型フードアレルギー検査は少量の血液を採取するだけで、約１００種類の食物について調べることが可能です。反応の強さにより、７段階で結果が示されます。不調を感じて検査をした人の９割、健康診断などで特に不調を感じていない人が検査をしても８割に陽性反応が出るようです。

まとめ

- 数時間～数日後に症状が現れる遅発型フードアレルギーがある
- 自分の抱えている症状は、年齢や体質のせいではなくフードアレルギーが原因かもしれない

かくれアレルギーの真実

アレルギーの定義について

さて、前項でかくれアレルギーについて解説してきましたが、このかくれアレルギーは本当にアレルギーなのでしょうか?

これはあくまで私論ですが、私はこの**かくれアレルギーはアレルギー疾患ではないと考えています。**その根拠を述べる前に、アレルギーの定義をもう一度説明したいと思います。

英語でアレルギーを書くとallergyですが、この語源はギリシャ語のallos（other、変じた）とergo（action、作用・能力）とに由来し、「変じた反応」、あるいは「変作用」という意味で命名されたといわれています。すなわち、広義のアレルギーとは、**免疫反応に基づく生体に対する全身的または局所的な障害であると定義されます。**

そしてこれをより詳細に定義すると、広義のアレルギーは、血中抗体による液性免疫反応に基づくⅠ、Ⅱ、Ⅲ型アレルギーと、感作リンパ球による細胞性免疫反応に基づくⅣ型アレルギーと定義できます。

つまり、**現在医学的にはアレルギーはⅠ型からⅣ型のアレルギーに分類されない限り、アレルギーとはよべない**ことになります。

かくれアレルギーはどのタイプに分類される？

それでは、いわゆるかくれアレルギーはⅠ～Ⅳ型のどのタイプになるのでしょうか？

前項で述べたようにかくれアレルギーは遅発型であり、IgG抗体が関与すると定義されています。図表23をご覧ください。

この表はⅠ～Ⅳ型の各種アレルギーの特徴を示した表です。まず関与する作用因子の抗体がIgGであるタイプはⅡ型とⅢ型です。一方、遅発型というように反応時間が数時間以上のタイプはⅢ型とⅣ型です。両方の定義に合致するのはⅢ型ということになりますが、では本当にかくれアレルギーはⅢ型に分類できるのでしょうか？

結論からいえば、**かくれアレルギーはⅢ型アレルギーではありません。**

図表23　Ⅰ～Ⅳ型のアレルギーの特徴

型	Ⅰ型	Ⅱ型	Ⅲ型	Ⅳ型
名称	即時型 アナフィラキシー型	組織障害型	免疫複合型 アルサス型	遅延型 ツベルクリン型
作用因子	IgE	IgG、IgM	IgG、IgM	T細胞
反応時間	15～20分	数分～数時間	3～8時間	24～72時間
疾患例	気管支喘息 じんましん 食物アレルギー 薬物アレルギー アナフィラキシー	自己免疫性 溶血性貧血 特発性血小板 減少性紫斑病 薬剤性溶血性貧血 顆粒球減少症 グッドパスチャー症候群	糸球体腎炎 血清病 過敏性肺臓炎 全身性エリテマトーデス 薬物アレルギー	アレルギー性接触性皮膚炎 移植片対宿主病 ツベルクリン反応 薬物アレルギー

Ⅲ型アレルギーの特徴は、抗原と抗体との免疫複合体が起因となり組織障害を引き起こすことで発症するアレルギー疾患です。

ところが**かくれアレルギーと称する疾患の場合、組織障害という病態は起こりません**。かくれアレルギーの病態に近いのはむしろⅣ型アレルギーですが、こちらはIgG抗体が関与しないアレルギーです。これだけでも、かくれアレルギーと称する疾患がⅠ型～Ⅳ型アレルギーにあてはまらず、アレルギーに該当しないことは分かるかと思います。

しかし、かくれアレルギーが新たなメカニズムのⅤ型ともいえるアレルギーだとの考えであれば、これだけのことでは、かくれアレルギーがアレルギー疾患ではないとは言い切れません。

ところが、かくれアレルギーがアレルギー疾患ではない確実な証拠があります。かくれアレルギーを信奉されている方々が、この疾患をアレルギーだとする根拠はこの疾患に共通して観察される、食物成分に対するIgG抗体の存在です。

フードアレルギー検査の実態について

かくれアレルギー＝遅発型フードアレルギーは、その症状から診断されるのではありません。前述した表に示したような症状の人の血液中のIgG抗体価を測定すると、症状のない人に比べ抗体価が高い傾向にあることで診断されます。この抗体価を測定する検査法を遅発型IgGフードアレルギー検査といいます。

この検査法について、日本アレルギー学会は「健康被害を招く恐れがあり推奨できない」と否定しています。日本アレルギー学会が述べているその根拠を示します。

否定の根拠を解説する前に、まずは、この遅発型IgGフードアレルギー検査の実態について確認してみましょう。この検査は血中食物抗原特異的IgG抗体検査ともよばれており、検査を受託している業者の言葉では、「ある食べ物に対するIgG抗体の血液濃度を調べ、

IgG 抗体が高ければ遅発型 IgG フードアレルギーがあると判断されます。そして、その食べ物が前述の表に示したような症状の隠れた原因なので、今後は陽性と指摘された食べ物を摂取しないようにする」という内容です。

日本アレルギー学会の見解

これらの症状に悩まれている方々がこの説明を聞くと、なかなか理にかなったいい検査法だと思われるかもしれません。しかし、遅発型 IgG フードアレルギー検査を信じてはいけない理由に関して日本アレルギー学会がホームページ上で記載している内容を簡単にまとめました。

ある食べ物に対する IgG 抗体は、食物アレルギーがない人にも存在するので、診断には役立たず、むしろ過去にたくさん食べたものほど、IgG 抗体の抗体価は上昇する傾向にあります。実際、花粉症などのI型アレルギーでは花粉アレルゲンを注射などで患者に投与し、抗花粉 IgG 抗体価を人為的に上昇させ、花粉症の症状を抑制する**脱感作療法**とよぶ治療法が行われます。

すなわち、食べ物に含まれるタンパク質に対する IgG 抗体は食物アレルギーを予防するために必要な抗体であり、前述した免疫寛容の一種といってもよい自然な応答です。

つまり、安全に食べられる好物であるほど、その食品成分に対するIgG抗体価は高く、食物アレルギー陽性（+）と誤って判定されやすいことになってしまいます。

このように、**遅発型IgGフードアレルギー検査結果を信じると、体の維持に必要な栄養が不足してしまいます。**その結果、健康上の問題が全くない食物まで摂取できなくなり、食事による栄養バランスが偏ってしまい、かえって健康被害を招く恐れがあります。

以上のように、この検査が日本アレルギー学会より否定の根拠として示されています。この検査法の否定は、つまるところ遅発型IgGフードアレルギーをアレルギー疾患として認められない重要な根拠といえます。

まとめ

- ✔ かくれアレルギーはアレルギー疾患とはいえない
- ✔ I型からⅣ型に分類されない限り、アレルギーとはよべない

「イライラするからアレ食べよう」は脳に悪影響？

脳腸相関について

さて、かくれアレルギーが否定されたことで、いくつかの疑問が浮かんだ人もいるかもしれません。153ページの図表22で示した症状はなぜ起こるのか？　これらの症状はかくれアレルギーのせいではないとしても、食事とは関係ないのか？　こんな疑問が浮かぶのも当然のことです。私は、このことに関してはやはり一部で食事が関係していると考えています。先ほどの表を次ページに載せました。もう一度ご覧ください。

消化器症状は当然食事が関係しますが、精神神経症状も食事が関係しています。

医学用語に、脳腸相関という用語があります。私たちは「立腹」「裏腹」「心腹」「腹の虫が治まらない」「腹を割って話す」「腹が立つ」「腹をくくる」「腹黒い」「腑に落ちな

図表22　遅延性アレルギーの可能性がある症状

消化器	消化不良・胃もたれ・便秘・下痢・腹痛・吐き気・過敏性腸症候群・腹満感など
精神神経症状	不安神経症・頭痛・情緒不安定・うつ・頭が重い・集中力不足など
皮膚症状	湿疹・にきび・(アトピー性)皮膚炎・ふけ・じんましん・肌荒れ・多汗など
呼吸器系	鼻水・鼻づまり・慢性副鼻腔炎・喘息など
泌尿生殖器系	頻尿・尿意切迫・夜尿症(小児)・月経前症候群・おりものなど
筋骨格系	筋肉痛・関節痛・関節炎・関節リウマチなど
その他	不整脈・慢性疲労・倦怠感・口内炎・むくみ・体重増加など

い」など、腸を表す腹という言葉と、脳の機能を示す心とを結びつける言葉を知らず知らずのうちに使用しています。これらの言葉が使われるようになったころ、当時の方々に脳と腸の相関性について知識があったわけではないでしょう。しかし、経験的になんとなく脳と腸の関連に気づいていたのかもしれません。

過敏性腸症候群といって、強いストレスがかかるとその結果が腸に症状として現れる場合が多くあります。例えば、人前で発表したり、試験を受けるなどの心理的緊張により、腹痛をもよおしたり下痢したり、旅先では便秘したりといった現象は誰もが経験しているのではないかと思います。

また、逆に腸の症状により、トイレのことが気になり、その結果、頭痛や不眠といった自律神経失調をきたし、それが腸の症状に戻って、便秘、下痢、腹痛を生じ、ますます悪循環に陥ってしまうこともあります。

このような病態が過敏性腸症候群ですが、病院で検査しても器質的な異常は認められず、セレキノンといった消化管運動調整薬が処方されることはよく見かけられます。

この過敏性腸症候群の原因は、脳や自律神経、内分泌といった脳の機能と腸との関係が相互に関与しているためであり、これらの関係は脳腸相関とよばれています。分かりやすく言い換えれば「**腸は心の鏡**」であり、同時に「**心は腸の鏡**」でもあるわけです。このため腸は「**第2の脳**」ともいわれています。

腸の刺激が脳を刺激する

腸は毎日さまざまな食事を受け入れ、さまざまな刺激が入ってきます。それらの刺激は、腸内の細菌叢にも影響を及ぼします。また、腸内を網の目のように張り巡らされた神経系にも直接刺激が伝達されます。さらには、脳腸ホルモンといって、腸や脳で分泌されたホルモンが血流を通して脳と腸とで相互のやりとりもしています。

そのため、前述のかくれアレルギーと称する病態の多くは、さまざまな食品成分が腸を刺激し、その結果消化管自体や脳への刺激によって現れる症状として説明が可能です。

もちろん、かくれアレルギーと称する病態の結果ではなく、一般的な食物アレルギーの症状でも説明は可能です。花粉症のような症状の場合は即時に現れますが、食物アレルギーの場合は口に入ってから腸に達するまでに時間がかかり、症状が即時に現れるとは限りません。ですので、**かくれアレルギーと称する病態の症状は、食事による各種成分の刺激により発症する**と断言しても過言ではありません。

それでは、どのような食物刺激として重要なのでしょうか？　その答えとなる重要なキーワードは炎症です。炎症については次項の腸漏れ症候群で解説していきます。

まとめ

- ✔腸は心の鏡、心は腸の鏡
- ✔かくれアレルギーとよばれる症状は、食べ物の刺激により発症している

腸と脳の意外な関係

知られざる腸漏れ症候群

腸漏れ症候群とは、腸内環境の悪化などにより、腸の粘膜の機能が低下して、腸に入ってくる食事などの成分のうち、有害物質が体の中に入り込んでしまうことによりさまざまな症状が誘導されてしまう状態をいいます。

通常、食事中のタンパク質やでんぷん、脂肪などの成分は、胃で消化されて、腸に到着するころには、消化酵素によってとても小さな分子となります。そして、腸の細胞に吸収されるぐらい小さな分子になった状態で腸の細胞を通過して、ようやく体内に入ることができます。

ところが、腸漏れ症候群になると、小さな分子でなくても、細胞膜のフィルターを本来では通り抜けないやや大きめの分子や、**本来通り抜けるべきではない有害物質も細胞の膜を通り抜けてしまいます**。結果として、腸の関門というべき壁をすり抜けることができるようになる場合があります。このような状況を**腸漏れ**とよびます。

ただ、かくれアレルギーのようにこの場合も注意が必要です。腸漏れ症候群のような事象が起こる科学的な証拠は残念ながら見つかってはいません。しかし、先ほど解説したかくれアレルギーのような否定的な証拠も得られてはいません。

腸の透過性の増加としても知られる腸漏れ症候群は、小腸の内壁の透過性が通常よりも高くなり、細菌、毒素、未消化の食物粒子などの物質が血流に侵入する可能性がある状態を説明するために使用される用語として認知されています。

しかし、この概念は一部の医療界で人気を集めていますが、主流の従来医学では明確な医学診断としては広く認知されているわけではありません。

腸漏れ症候群は本当にある？

腸漏れ症候群に関する重要な情報は次に示す通りです。

まず考えられるのは、**科学的コンセンサスの欠如**です。腸漏れ症候群が特定の病状として存在することは、医学界で広く受け入れられているものの、この概念を裏づける科学的証拠は残念ながら得られておりません。そのことを裏づけるように、国際疾病分類（ICD）や精神障害の診断と統計マニュアル（DSM）には認められた診断として記載されてはおりません。

腸漏れ症候群の支持者は、自己免疫疾患、アレルギー、炎症性腸疾患、精神的健康障害など、さまざまな健康上の問題に関連している可能性があると示唆することがよくありますが、これらの症状との因果関係は十分には確立されていないのが現状です。

腸の吸収に関わる部分は、栄養素が血流に吸収されるように、ある程度の透過性を自然に備えています。腸の透過性は、感染症、薬剤、慢性的なストレスなどのさまざまな要因によって増加する可能性があります。

しかしながら、この透過性の増加は通常、特定の要因に対する反応であり、ここで問題となる症候群としては認知されていません。いくつかの研究では、特定の健康状態における腸透過性の増加の役割を研究していますが、その因果関係を確立し、その重要性を明らかにするには、さらなる厳密な研究が必要と思われています。

さまざまな健康問題の理由として、腸漏れ症候群を根拠に診断したり、それに過度に依存したりすると、問題が発生する可能性があるのも事実です。

個人が腸の健康に関連する問題を抱えていると疑う場合、医療提供者は通常、腸漏れの概念だけに焦点を当てるのではなく、食事の修正、プロバイオティクス、基礎疾患への対処などの科学的根拠に基づいた介入をすべきであると思われます。

なぜなら、**腸漏れ症候群以外の理由によっても、さまざまな基礎疾患により同じような症状を呈する可能性がある**からです。全てを腸漏れ症候群でかたづけてしまっては、本来治療できる疾患であっても適切な治療が受けられず病状を悪化させてしまう可能性があります。

このように、腸漏れ症候群については、一部の研究では、腸の透過性の増加が特定の健康状態に関与している可能性があることが示唆されています。しかし腸漏れ症候群の概念は依然として学術における物議を醸しています。

まとめ

- ✔本来通り抜けるべきではない有害物質がすり抜けることを腸漏れという
- ✔腸漏れを裏づける科学的証拠はまだ得られていないため、注意が必要

アレルギーは予防できる？

アレルギーとの付き合い方

ここでは、本来のアレルギー疾患に対してどのように付き合い、症状を緩和し、生活の質（QOL）を改善していくかについて解説していきたいと思います。

私自身も花粉症の罹患者であり、毎年花粉症に苦しんでいます。花粉症は当事者でなければその苦しみは分かりませんが、喘息やアトピー性皮膚炎、食物アレルギー、特にアナフィラキシー症状を呈するほどの強度の反応を示す症状を持つ方に比べれば、その症状の程度は少ないといっても過言ではないでしょう。

特に、喘息の発作の苦しみは言葉に絶するほど強いものといわれています。発作により気管が収縮し、酸素の流入量が半減するのですから、その苦しみは言葉では表せないでしょう。そのような苦しみから解放されるチャンスがあるのであれば、それは患者さんにとって藁をもつかむ気持ちでしょう。

これまで、私は患者さんの気持ちに寄り添って、科学者として客観的な事実を申し上げてきたつもりですが、患者さんにとって最も重要なことは、いかにアレルギーを予防できるか、どうしたら苦しみのない生活を送ることができるのかではないでしょうか？　もちろん、その解決となる画期的な方法は残念ながら得られてはおりません。しかし、少しでも患者さんの利益になるような方法があれば、それを公開しお役に立てるようにしたいと思っております。

その具体的な方法としては、次項で示す予防に寄与できる食品成分の情報が、私にとって最も得意とする機能性食品分野です。それだけでなく、機能性食品以外の方法についても、いくつか皆さまの参考になればと思います。

ほとんどのアレルギー疾患が胃腸の免疫システムと連動している

さて、腸と炎症については、前項で示したようにアレルギー疾患の増悪に深く関与しています。腸は人体最大の臓器であり、かつ免疫に強く関係する器官です。というのも、毎日食事という大量の刺激物が通り抜け、その全てを免疫という関所で栄養となる純粋な食事成分と、体にとって害悪になる細菌などを選別しているのですから、そこに要する免疫部隊は必然的に巨大な部隊となっています。事実、体の中で産生される抗体の半分以上は消化管に分泌されています。このように、腸は体の中で一番大きな免疫器官であり、かつ、体中のあらゆる免疫・防衛機能と連動しています。

各種アレルギー疾患は、例えば花粉症であれば鼻や目、アトピー性皮膚炎であれば皮膚など、局所だけでの反応と思われがちです。しかし、その症状の増減や程度の違いは全身の免疫器官が関与しています。すなわち、**ほとんど全てのアレルギー疾患が胃腸の免疫システムと連動しています。**

それればかりでなく、前述のような腸漏れ症候群により腸が不調になると、免疫が暴走し、体中が慢性炎症状態になり、高血圧、糖尿病、動脈硬化など、いわゆる生活習慣病が進行する結果につながってしまいます。

腸は、何層もの粘膜といった物理的、あるいは腸管粘膜が産生する抗菌成分などの生物学的バリアを作って、病原菌などの有害物が腸管壁に直接接触しないように一定の距離を保っています。

一方、腸内細菌は消化しきれなかった食物残渣《ざんさ》や、食品中の繊維質を自らの栄養として発酵することで、酪酸、乳酸、酢酸、プロピオン酸といった、宿主である人体にとって有益な短鎖有機酸を産生します。これら有機酸は免疫を調整する役割を持っていますが、この有機酸の腸内での量が不足すると、免疫の調整が不調となり、慢性炎症疾患を引き起こしてしまいます。

このように、有機酸を産生分泌する腸内細菌をフローラ（腸内細菌叢）の中で優勢にしていくことは、炎症やアレルギーの予防につながります。有機酸を産生分泌する腸内細菌がフローラの中で優勢とするためには、食物線維の多い食品、あるいは前章でご紹介したアルキルレゾルシノールを多く含む食品の摂取が必須です。

アルキルレゾルシノールは、酪酸や乳酸といった有機酸を産生する腸内細菌に対しては抗菌活性を示しません。しかし、いわゆる悪玉菌に対しては強い抗菌活性を示すため、有機酸を産生分泌する腸内細菌をフローラの中で優勢にしてくれるわけです。

アルキルレゾルシノールを多く含む食品は穀類の外皮ですので、脱穀の少ないライ麦や小麦、食物繊維の多い豆類、野菜、海藻などの摂取がアレルギーの予防に有効です。

前述したように、腸には腸壁から分泌される粘膜によって有害物が侵入しないように、バリア機能があります。この粘膜層は、食品中の過剰な脂肪分により減ってしまう可能性があるため、過度な脂肪分を含む食品の摂取は控えたほうが無難かもしれません。

野菜を食べるとき、多くの人はサラダで食べることが多いでしょう。生野菜はかさ（体積）が多いですが、野菜は煮野菜やおひたしなど温野菜として摂取したほうが生野菜の数倍量を食べることができるため、ビタミンなどの有用成分を効率的に摂取することも可能となります。それに加え、ドレッシングなどの脂肪分の摂取も控えることができますので、アレルギーの予防といった観点からも有効です。

また、赤身肉、ハムなど加工肉の摂取は腸に大きな負担となり、腸粘膜のバリア機能が低下して、腸が炎症を起こしてしまう可能性があります。事実、赤身肉、加工肉類の摂取は大腸がんの発症頻度を増加させる疫学的研究が報告されています。

まとめ

- ✔ほとんどのアレルギー疾患が胃腸の免疫システムと連動している
- ✔免疫が暴走すると、体中が慢性炎症状態になる

乳児のアレルギー予防法

乳児が食物アレルギーを発症する原因

ここからは、乳児の離乳食開始前のアレルギー予防法について解説していきます。

食物アレルギーは、アトピー性皮膚炎としばしば合併しています。以前の考えでは、食物アレルギーが原因となりアトピー性皮膚炎が発症するとされていました。しかし、この仮説はその後の研究により、あまり実例がないことが判明しました。現在ではむしろ、**アトピー性皮膚炎が原因となり食物アレルギーが発症する**という説が有力になっています。**私たちが生活する環境には、食物中の成分が皮膚に接触するケースはかなり多い**と考えられています。皮膚のバリア機能が正常であれば、それらの成分が免疫細胞に刺激を与えることはありません。しかし、アトピー性皮膚炎で皮膚に炎症がある場合、それらの成分は皮膚にある免疫細胞に刺激を与えやすくなり、免疫細胞が過剰に反応してしまいます。結果として、その食物に対する食物アレルギーを発症させてしまいます。そして、次にその食物を食べたときにアレルギー症状が出てしまうわけです。

以前の考えでは、アレルゲンなどの抗原がマクロファージのような免疫細胞に提示されれば、どの場所でも同じように抗体産生に移行すると考えられていました。しかし、最近の研究では消化管における抗原提示と皮膚や気管などでの抗原提示では、その後に活性化される免疫系は異なるらしいことが分かってきました。前までは、食物アレルギーは消化管で未消化の食品由来タンパクが抗原提示されたことから、IgE 抗体が誘導され、アレルギーが発症すると考えられていたのです。

ところが、消化管で抗原提示された場合、誘導される抗体は IgE ではなく IgG となり、むしろ免疫寛容が誘導されアレルギーにならないようになるという考えが最近主流になってきました。とすれば、どこで抗原提示がされると食物アレルギーになるのでしょうか？

その答えは、皮膚にありそうです。

皮膚と食物アレルギーについて

消化管と同様、皮膚には外皮というバリアがあります。そのバリアがしっかりしているのなら抗原が皮膚で提示されることはないのですが、皮膚は消化管よりも外傷や皮膚炎などによってバリアが損なわれてしまうことが多い組織です。そのようにバリアが欠損したときに、抗原が皮膚で接触し抗原提示されることで食物アレルギーも起こるようです。

お母さんが赤ちゃんに離乳食を食べさせるとき、口の周りの皮膚に食べ物が付くことはいかにもありそうなことです。そんなささいなことが、実は食物アレルギーを発症させているのかもしれません。

このように、アレルゲンの影響は、経口か経皮かによって大きく異なると考えられます。湿疹やあかぎれなど皮膚の疾患でバリア機能が欠損した皮膚から、経口で摂取した経験のない食品由来アレルゲンが体内に入ることで、体はそれを寄生虫のような異物と誤認して、IgE 抗体を作ってしまいます。

初めてその食品を食べたにもかかわらず、即時型のアレルギー反応が起こるとしたら、すでに IgE 抗体が作られていることが原因と考えられます。

一方、食事で口から経口により摂取された場合はIgE抗体ではなく、IgG抗体が誘導され、その食物に対する免疫寛容が成立し、その後、この食品成分には無反応になります。しかし、もし、離乳食の開始時期が遅くなってしまうと、免疫寛容が誘導されにくくなり、食物アレルギーになってしまう可能性が高まります。実際、アトピー性皮膚炎の子どもの皮膚を清浄し、**生後6カ月から鶏卵を少量摂取し続けたほうが、1歳まで鶏卵摂取を控えた子どもに比べ、鶏卵アレルギー発症が少ないという結果が得られています。**ほかにも、ピーナッツを早期から摂取したほうがピーナッツアレルギーにならないとの報告や、ミルクを乳児期早期から摂取するほうが牛乳アレルギーを予防できるという報告もあります。

他方、妊娠中や授乳中の母親のアレルゲン除去が子どもの食物アレルギー予防につながるという考えがありますが、この仮説には科学的な実証例はなく、その真偽に明確な根拠はありません。

母親の食事が胎児に直接移行することはなく、また母乳を通して抗原が乳児に接触することもありません。むしろ、母親はバランスよく食事をするほうが胎児や子に良い影響を与えると考えられます。

離乳食開始後のアレルギー予防について

これまで乳児の離乳食開始前のアレルギー予防に関して解説してきましたが、離乳食開始後も油断できません。皮膚炎の外傷などで、アトピー性皮膚炎の罹患のように皮膚のバリアが破綻した状態が続けば、その後もIgE抗体が作られることは離乳食後も同様です。

例えば、アトピー性皮膚炎を有する子どもが1歳のときにピーナッツを食べても症状が認められなかったものの、その1年後に食べたら症状が出てしまったケースもあります。

乳幼児期にアレルギー検査が陽性である場合も、少量でも食べられる食べ物は完全除去せずに、摂取し続けたほうが将来の食物アレルギーの改善にはよさそうです。

とはいうものの、親からすればそのような行為にはかなりの抵抗があるでしょう。そんな場合には、パッチテストといったアレルギーの検査をしてみてはいかがでしょうか？このアレルギー検査は、症状が出るかどうかの検査ではなく、食品成分に対するIgE抗体の産生があるかどうかの検査です。IgE抗体検査が陽性であっても、パッチテストで陰性であれば、抗体価が低く発症には至らないケースもあります。そのような場合は、後に食物アレルギーを発症するリスクは否定できませんので、それを予防するために、少しずつその食品を与え、免疫寛容を誘導する必要があります。

食物アレルギー症状は喘息や鼻炎など、他のアレルギー炎症があると症状が出やすくなるため、食物アレルギー以外のアレルギー疾患のコントロールも大切です。

皮膚のバリア機能を保つ方法

これまでのところで、食物アレルギー発症予防に皮膚のバリア機能が重要であることがご理解いただけたかと思います。そこで、具体的な生活習慣として、皮膚のバリア機能を保ちアレルギー予防を図る方法について解説していきましょう。

かゆみや湿疹、赤みなど、皮膚に何らかの異常が現われるアレルギーの場合、皮膚のバリア機能が低下していると思われます。このような方には、日常的に保湿剤を塗布する習慣をつけるのが有効な予防法とされています。

実際、新生児期から保湿剤を塗布し続けると、アトピー性皮膚炎の発症リスクを3割以上低下させることが研究成果として報告されています（※参考文献：国立研究開発法人国立成育医療研究センター「アレルギー疾患の発症予防」）。日ごろからこまめにスキンケアを行い、バリア機能を正常に保つことが食物アレルギー発症予防につながります。

代表的なI型アレルギー疾患である気管支喘息については、ウイルス性の感染症を繰り返すと発症リスクが高まるとされています。そこで、気管支喘息の予防には、手洗い、うがいなどの感染症対策が重要です。

特に乳児期はRSウイルスやライノウイルスといったウイルス性感冒にかかりやすいので、手洗いとうがいを習慣づけるなど、感染症対策を徹底するように心がけてください。

食物アレルギー以外のアレルギー疾患では、花粉やダニ、カビなどの環境に存在するアレルゲンが発症を左右します。室内に存在するほこりやダニといったハウスダストは、通年性アレルギーを引き起こす要因となっています。当然のことですが、日ごろからこまめな掃除を心がけるのはもちろん、定期的な換気や空気清浄機の活用、衣類や寝具の洗濯などを行い、なるべくアレルゲンとなる物質を除去することが大切です。

まとめ

- ✔ アトピー性皮膚炎が原因となり食物アレルギーが発症する
- ✔ 喘息や鼻炎など、ほかのアレルギーがあると食物アレルギーが出やすい

花粉症などのアレルギーを予防する食品とは？

メチルカテキンがアレルギーを抑える？

さて、ここからが本題ですが、アレルギーに有効な機能性食品として図表24に示したものが知られています。今回はこの中から、緑茶に含まれるメチルカテキンと青大豆について詳しく説明していきます。

「べにふうき」という茶の品種がありますが、このべにふうきにはメチルカテキンというカテキンが多く含まれています。このメチルカテキンは細胞表面の受容体を介して、アレルギー反応における脱顆粒シグナルを阻害します。本章の序盤でも少し触れましたが、肥満細胞という免疫細胞にアレルゲンが結合すると、細胞内にある顆粒という構造が細胞の外に放出されます。

図表24　アレルギーに有効な機能性食品

食品	活性成分	動物モデル試験	臨床試験
しそ	ルテオリン、ロスマリン酸	有り	有り
バナナ	オイゲノール	有り	多数有り
はっさく、じゃばら	ナリルチン	有り	有り
緑茶(べにふうき)	メチルカテキン、ストリクチニン	有り	有り
ふき	フキノン、2β-ヒドロキシフキノン、フキノール酸	有り	無し
蓮根	ポリフェノール	無し	無し
乳酸菌発酵食品	乳酸菌膜成分、有効な属種は限定される。例Pediococcus pentosaceus	多数	多数
びわ茶	アミグダリン	有り(抽出物)	無し
なた豆茶	カナバニン	有り(抗炎症)	無し
青魚	オメガ3脂肪酸	有り	有り
えごま油	αリノレン酸	有り	有り
トマト	リコピン、ナリンゲニンカルコン	有り	有り
梅肉	ムメフラール、クロロゲン酸	無し	無し
甜茶	GOD ポリフェノール	無し	無し
グァバ茶	ポリフェノール	有り	無し
コーヒー	ポリフェノール、カフェイン	有り	有り
青大豆	イソフラボン	有り	有り
生姜	ショウガオール、ジンゲロール	有り	無し
セイヨウフキ	ペタシン、フキノール酸	有り	無し
イチジク	不明	有り	無し
リンゴ	リンゴプロシアニジン	無し	無し
ウコン	クルクミン	有り	無し
海藻	フコイダン	有り	有り
金時草	粘性多糖	有り	無し

顆粒にはヒスタミンなどのくしゃみや鼻水を誘導するホルモンが入っているので、アレルギーの症状が出てきます。メチルカテキンは顆粒の放出を抑制してくれるため、症状が現れなくなるわけです。

図表25はメチルカテキンの臨床試験の結果を示したものです。試験は花粉症を対象にしています。四角（■）は花粉の飛散量を示しています。白丸（○）は花粉飛散開始前より長期間メチルカテキンを摂取した群、黒丸（●）は花粉飛散開始後に短期間メチルカテキンを摂取した群です。縦軸はくしゃみの回数などの症状をスコアー化した数値を示しています。

花粉飛散とともに症状が悪化していますが、長期間摂取群は短期間摂取群に比べ、スコアーが小さく症状が抑えられていることが分かります。

メチルカテキンとテアニンについて

ただ、このメチルカテキンはとても苦く、正直いってあまりおいしくない成分です。そのため、べにふうき茶はあまり売れていないようです。

図表25　メチルカテキンの臨床試験の結果

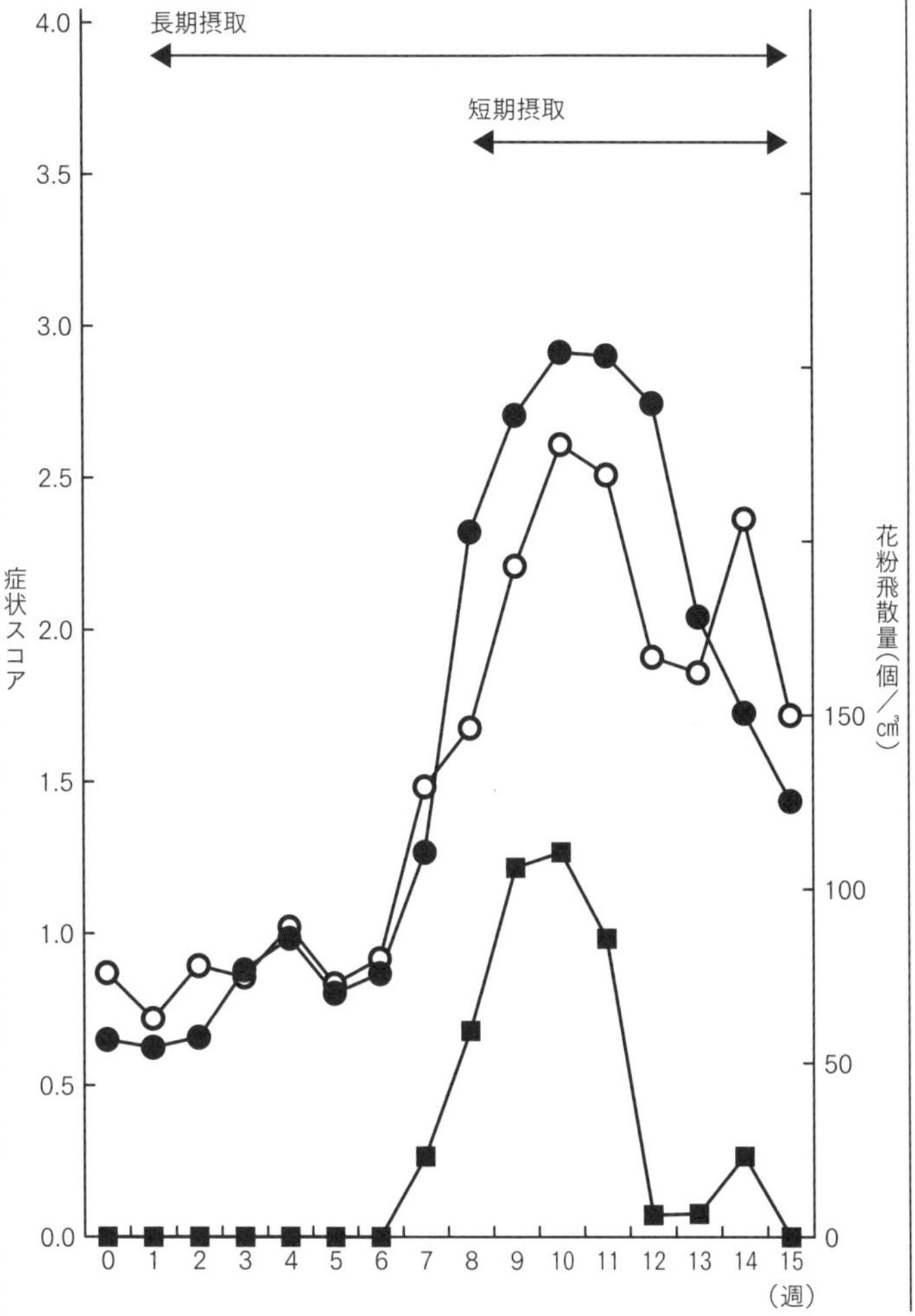

ちなみに、お茶にはカテキン以外にテアニンという成分が含まれています。お茶をいれるとき、沸騰したお湯でお茶をいれると、カテキンが多く溶け出してくるのでとても苦くなります。

一方で、60℃くらいのぬるめのお湯でお茶をいれるとテアニンが多く溶け出してきます。テアニンは旨味と甘味を兼ね備えた味の成分です。そもそもテアニンは旨味成分として有名なグルタミン酸と似た構造をしていますので、お茶の旨味と甘味の基本となる物質です。

テアニンはアレルギーに効果は示しませんが、認知症の予防には効果が確認されています。この話は次章で詳しく説明したいと思います。

まとめ

- ✔ メチルカテキンは顆粒の放出を抑制してくれる
- ✔ べにふうきというお茶にメチルカテキンが多く含まれている

青大豆の健康効果

青大豆について

さて、皆さまは青大豆をご存じでしょうか？

種子の未熟な若い大豆は、枝豆であり緑色をしています。しかし、これが成熟し種子も堅く変化してきたころには、クリーム色に変色しています。

青大豆は普通の大豆と同じ種類の大豆ですが、成熟乾燥してもクリーム色にならず、緑色のまま成熟する大豆のことを指します。

この青大豆はイソフラボンやオリゴ糖などの有用成分も多く含まれており、食べても甘味が強く、とてもおいしい大豆です。新潟県や秋田県、山形県などで多く生産され、消費量もそれらの県で多い作物ですが、通常の大豆に比べ栽培が難しいため、市場価格も普通の大豆より高価です。

大豆は古くより栽培されている作物で、多種多様な品種があり、基本となるクリーム色の他、緑色、茶色、赤色、黒色など種子の色や色調もバラエティーに富んでいます。

大豆の色の違いによる健康効果

クリーム色の大豆は、最も商業的で大量に栽培されています。クリーム色以外の大豆に異なる成分が存在することは容易に類推できますが、系統だった研究はこれまで行われていませんでした。しかし、いくつかの研究によって色の違いによる健康効果の違いが報告されています。

例えば、黒大豆の種皮からの抽出物は、普通のクリーム色の大豆に比べ、ポリフェノールが豊富で酸化ＬＤＬに対し強い抗酸化活性があることが判明しています。また、茶色大豆種皮には、プロアントシアニジンという成分が多く含まれており、この成分により、脳や血管の過酸化物から保護する活性が示されています。このように、いくつかの研究により、クリーム色以外の大豆に健康効果が存在する可能性が示唆されました。このような背景から、私たちは青大豆にアレルギーを抑制する効果がないかと考え研究を進めました。

図表26　青大豆の鼻炎抑制効果

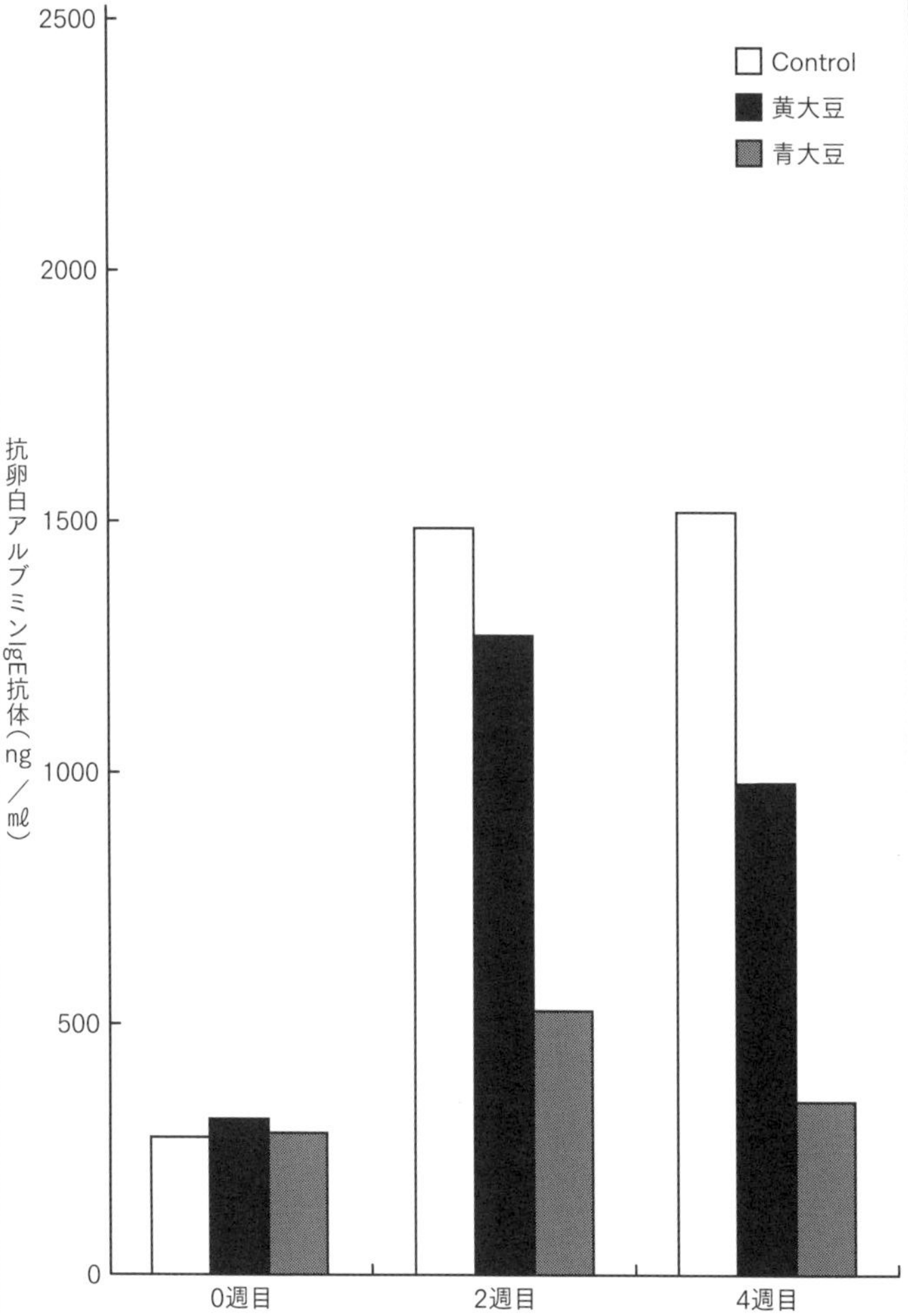

その結果、前述のカテキンよりも強いアレルギーの抑制効果が青大豆にあることを見いだしました。

図表26はマウスに鳥卵白アルブミンを投与してIgEを誘発した場合に、青大豆投与がIgE産生量を抑制することを確認した実験の説明になります。投与開始時点では各群でIgE量に違いはありませんが、2週目、4週目では対照群に比べ青大豆投与群で有意にIgEの産生量が抑制されています。

青大豆と鼻水の意外な関係

図表27はモルモットの慢性鼻炎モデルでの青大豆の鼻炎抑制効果を評価した結果を表しています。トルエンジイソシアネートという化学物質をモルモットの鼻の粘膜に塗布すると、人間の慢性鼻炎によく似た症状が現れます。タンパク質に結合する化学物質ですが、この物質を製造している工場の従業員の方は慢性鼻炎をよく発症します。なぜかというと、この物質が鼻の粘膜にあるタンパク質に結合すると、それが抗原となってしまい、その結果慢性鼻炎を誘発するからです。

そこで、この物質をモルモットの鼻に塗り、慢性鼻炎を誘発することで鼻炎のモデルが

図表27　青大豆がIgE産生量を抑制する

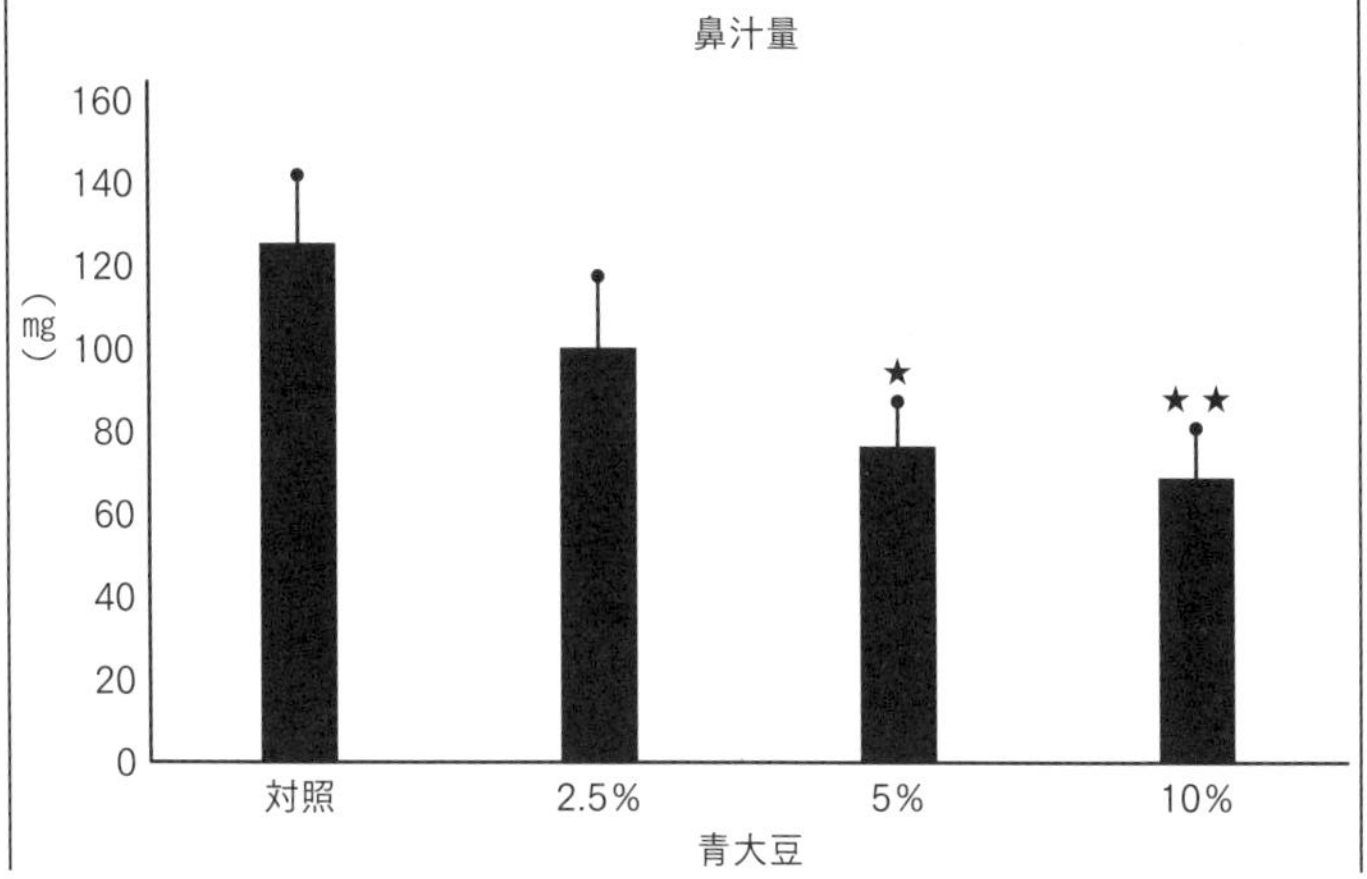

作成できます。このモデルを用いて、青大豆による鼻炎抑制効果を評価したところ、**青大豆の投与量に依存して鼻水の分泌量が抑制される**結果となりました。

ところで、モルモットの鼻水量はどうやって測定するか分かりますか？

人間であれば鼻をかんで、出てきた鼻水を採取して重さを量れば測定できますが、モルモットは鼻をかめません。そこで、あらかじめ綿棒の重量を測定しておき、この綿棒をモルモットの鼻腔に差し込み鼻水を吸わせて、改めて綿棒ごと重量を計ります。そして最初に測定しておいた綿棒の重量を差し引くと、鼻水の重さが得られるわけです。

青大豆と花粉症について

図表28、図表29はヒト臨床試験で花粉症を対象にした試験の結果を表しています。図表28は目のかゆみの度合いを、図表29は涙の度合いをそれぞれ示したグラフになります。グラフの中の四角の棒グラフは試験を行った地方における1日あたりの花粉の飛散量を示しています。薄い色の丸は花粉飛散開始前より長期間青大豆を摂取した群、濃い丸は花粉飛散開始直後に青大豆摂取を取りやめた短期間摂取した群をそれぞれ表しています。縦軸はくしゃみの回数などの症状をスコアー化した数値である症状スコアーを示しています。症状スコアーとは、例えば一日にくしゃみをした回数が5回なら1点、20回なら3点など、アレルギー性鼻炎の症状の程度を客観的に示すために症状を点数化した基準値を示しています。

花粉の飛散開始とともに症状が悪化していますが、長期間摂取群は短期間摂取群に比べ症状スコアーの数値が低く抑えられているのが分かります。このように目の症状についてはかゆみ、涙ともに花粉飛散量ピーク時と試験期間後半に有意な抑制を示しました。

図表28　ヒト臨床試験の結果(目のかゆみ度合い)

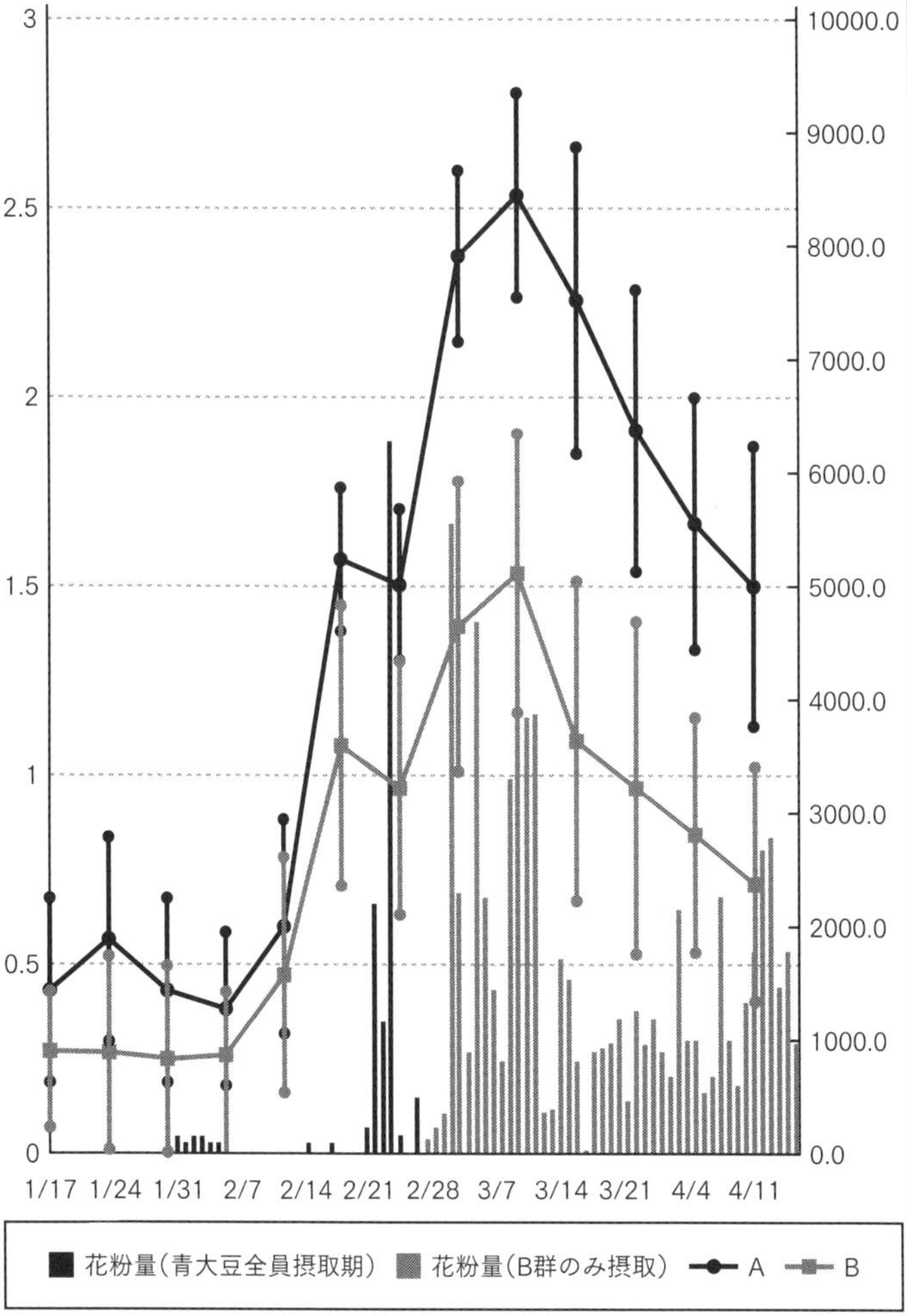

図表29　ヒト臨床試験の結果(涙の度合い)

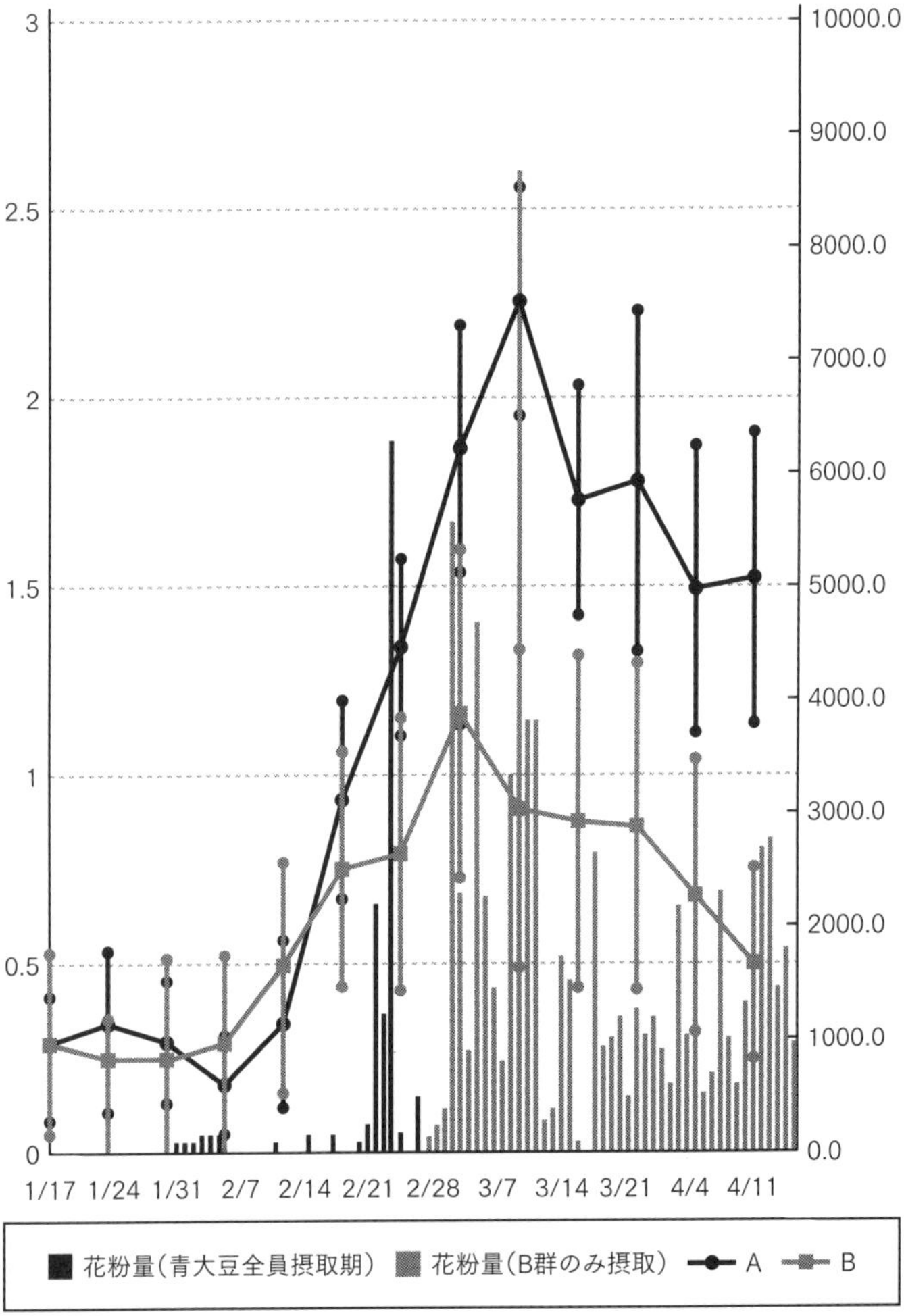

図表30は、先ほどの臨床試験における服薬スコアーについて示したものです。服薬スコアーとは聞きなれない言葉だと思います。今回のような臨床試験の場合、被験者には試験中に不利が生じないように医薬品の服用を制限しないのが一般的です。ですので、今回の場合も、抗ヒスタミン薬のような薬の服用を被験者に制限はしていません。

ただし、どの薬をどのくらい服用したかを記録してもらい、その薬の効能を分類し、スコアーとして点数化したのが服薬スコアーです。効果の強い薬剤を多く服用すればスコアーが上がります。ですので、この服薬スコアーは症状スコアーと同様に取り扱われます。青大豆の長期投与群は短期投与群に比べ服薬スコアーが抑制されていました。

図表31と図表32は、服薬スコアーと症状スコアーを合算した症状服薬合算スコアーを示したものです。症状服薬合算スコアーは、目症状で顕著な抑制作用が確認されました。

図表30　服薬スコアーについて

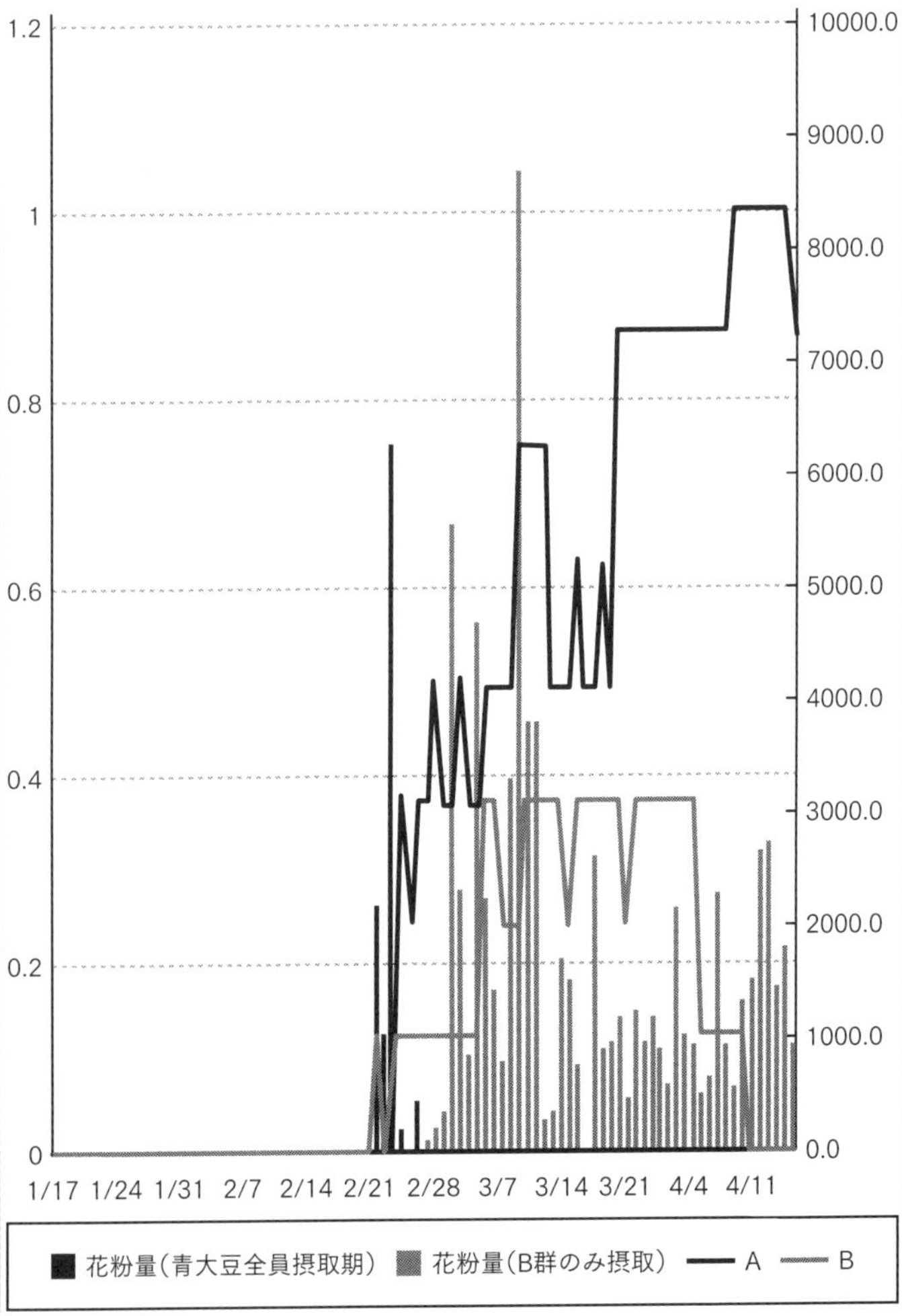

抗アレルギー効果を示す機能性食品

抗アレルギー効果を示す機能性食品にはいくつかの作用標的が考えられます。青大豆の場合はIgEの産生の抑制により、アレルゲンが免疫細胞に結合する過程を阻害することで効果を示します。多くの機能性食品の標的は脱顆粒抑制です。前述のカテキンの場合もです。ヒスタミン産生もしくはヒスタミン受容体拮抗は医薬品の主な標的分子です。

アレルギー疾患は前述したように免疫の暴走が原因で発症しますが、その症状であるかゆみなどは、炎症により発症します。一方で、食品成分ではさまざまな成分が抗炎症効果を有しています。このため、植物由来の各種成分による抗アレルギー効果が研究されています。玉ねぎに含まれるケルセチンや、各種野菜類に含まれるルテオリンなどが代表的な抗炎症性成分として知られています。これらの成分はアレルギー疾患に適用し、症状の緩和に効果があることが確認されています。

そのほか、エルダーフラワー、ペパーミント、アイブライトなどにも同様の作用が確認されています。シソに含まれる成分、セイヨウフキに含まれるペタシン、日本の食用フキに含まれるフキノン、フキノール酸、クロロゲン酸といった成分はアレルギー疾患で炎症

図表31　症状服薬合算スコアー（目症状）

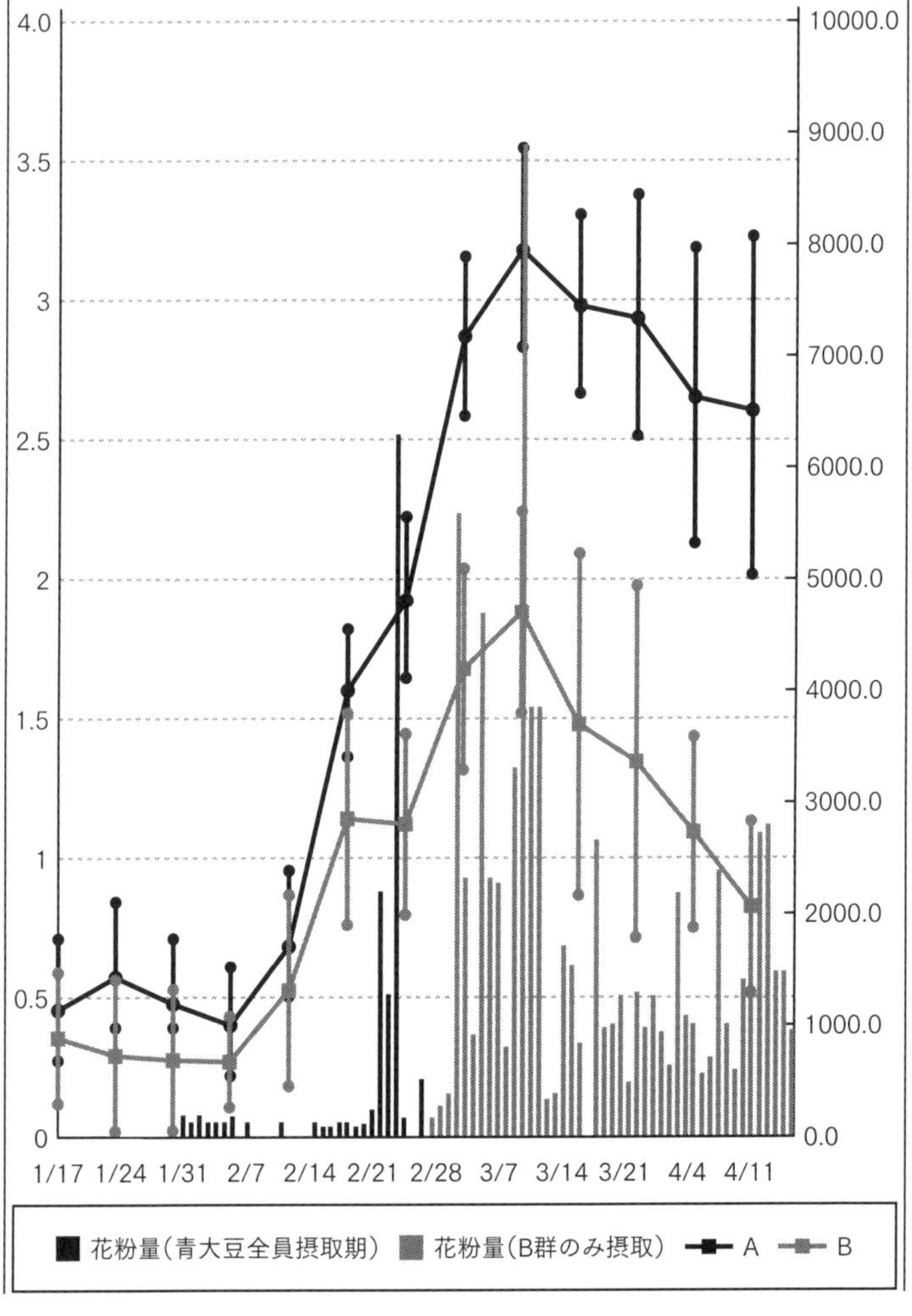

図表32　症状服薬合算スコアー（鼻症状）

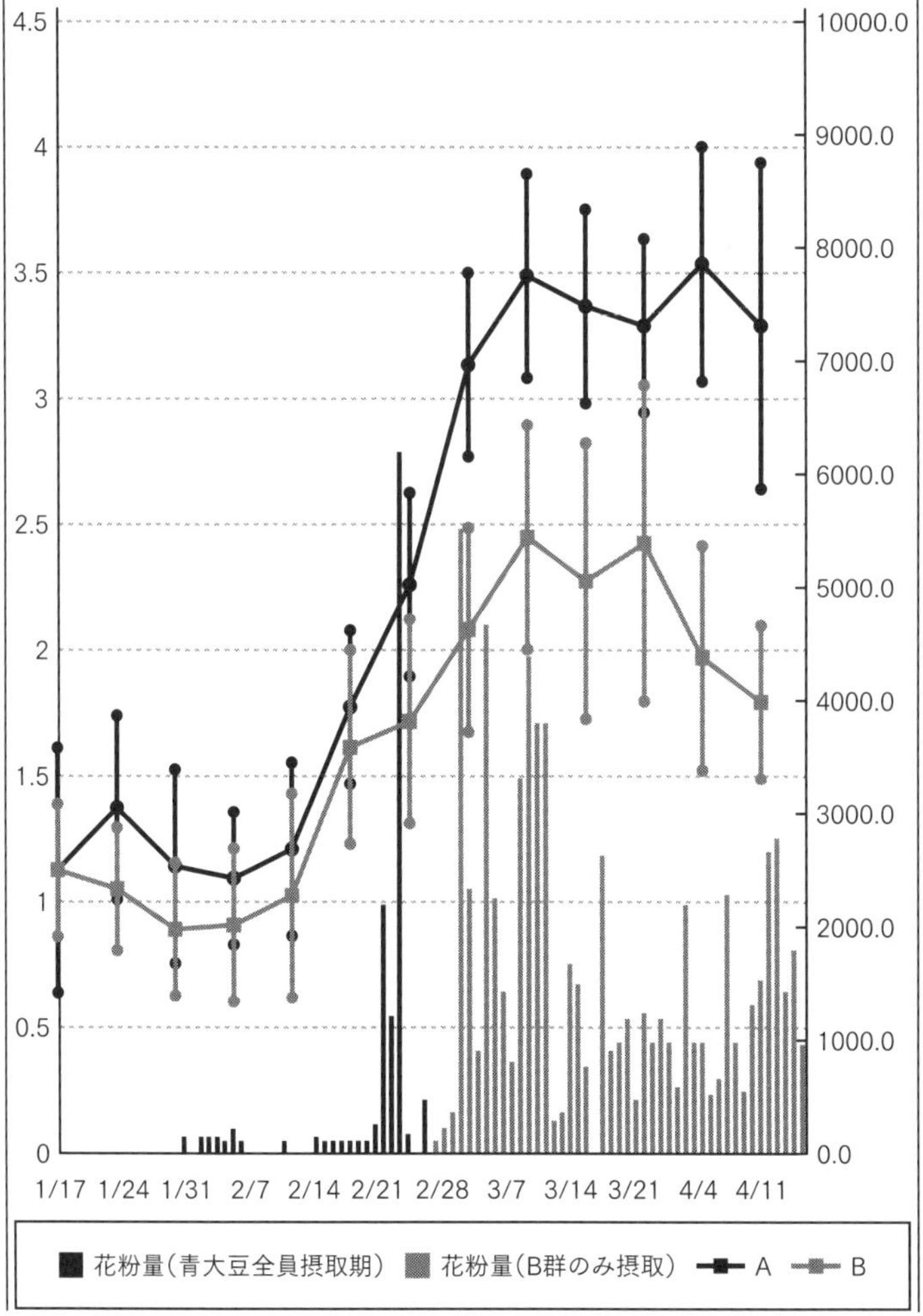

を惹起《じゃっき》する物質ロイコトリエンの生成を抑える作用があり、これら成分もアレルギー疾患に適用し、症状の緩和に効果があることが確認されています。

これまでご紹介したアレルギーに有効な食品は、数ある機能性食品の中の一部のものですが、いずれも動物試験や臨床試験等によりその有効性が示されているものです。

しかし、これらはあくまで食品であり、医薬品のように治療を目的とするものではありません。ただ、食品である以上これらは十分な食経験があり、必要以上に摂取しない限り安全性も高いことが確認されています。ですので、花粉症などアレルギーに悩んでいる方は安心して利用してみてください。ただし、食品は薬ではありませんので、治療を目的に使用してはいけません。本書を参考にして、あくまで発症の予防を目的としてお試しいただければ幸いです。

まとめ

- ✔ 青大豆にはアレルギーを抑制する効果がある
- ✔ 青大豆は色によって健康効果の違いが報告されている

食と処理水の放出について

原発近隣海域の食用生物に与える影響について

本書が出版されているころにはすでに騒ぎも落ち着いているかもしれませんが、執筆を行っている現在、福島第1原発処理水の放出に対し中国が強く反発し、日本産魚介類の輸入禁止を発表しました。この影響で、中国国内の日本企業がいわれのない攻撃を受けました。原発の処理水放出に関しては国内でもその可否が問われていますが、食に関わることなので、食品科学に携わる一研究者として個人的見解を述べさせていただきたいと思います。

まずは、処理水放出が原発近隣海域の食用生物に与える影響について考察してみます。

東京電力のホームページによれば、処理水1ℓあたり放射性同位元素トリチウムの濃度は

207ベクレルとのことです。1日に放出される処理水は456㎥ですので、およそ94,000,000ベクレルになります。

仮に1日あたり放出水が放出位置から半径1㎞の海域に拡散するとして、当該海域の海水量は平均水深が10mとして、3・14×1000×1000×10＝31,400,000㎥になります。この海域での平均トリチウム濃度は94,000,000÷31,400,000＝3となり、海水1㎥あたり3ベクレルです。

ベクレルという単位について

それでは、この3ベクレルという濃度にどの程度の危険性があるのでしょうか？　そもそも、多くの人には放射性同位元素、放射能、放射線などの違いが区別できないと思います。

放射性同位元素とは水素、酸素、炭素、窒素などの各種元素のうち放射線を核分裂などで放出するタイプの元素を指します。今回の処理水に含まれているトリチウムは水素元素の放射性同位元素です。

一方、放射能とは放射性同位元素が放射性崩壊（核分裂など）を起こして別の元素に変化する能力のことを示します。この放射能の単位がベクレルです。１ベクレルは１秒間に１個の放射性崩壊を起こす放射能の単位です。この単位はどのような放射性同位元素であっても同じです。つまり３Hで表すトリチウムも２３５Uで表すウランも同じ単位で放射能を評価します。

しかし、生物に与える放射線の影響は放射性同位元素の種類により異なります。というのも核種によって放射線の種類が違うからです。放射線の種類は大きく分けてα線、β線、γ線の３種類あります。トリチウムはβ線を放出しますが、その放射線の正体は電子です。つまり元素を構成する粒子のうち最も軽い粒子が電子ですが、この電子が核から各崩壊により放出されたのがβ線です。その空気中での飛程距離は数mです。α線はヘリウムという元素の原子核が放出されます。α線は放射線の中で最も重いのでたくさんの距離は飛べず、その空気中の飛程距離は数㎝です。γ線は質量のない電磁波ですので、こちらは物質を通り抜けることができ、空気中でのその飛程は１㎞を超える長さです。

内部被ばくとトリチウム水について

話を戻すと、処理水放出後の当該海域のトリチウム濃度は３ベクレル/㎥程度です。このレベルが人にどのような影響を与えるのかが重要です。そこで大事なのが「内部被ばく」と「トリチウム水」の2つのキーワードです。

トリチウムは、原子力発電所では燃料棒内で起こる核分裂反応により放出される放射線の一つである中性子と、制御棒や冷却水に含まれるホウ素との反応などにより生成されます。また再処理工場では燃料棒を切断した際に、核分裂反応でできたトリチウムが処理設備内に出てきます。トリチウムは主に水（H2O）の水素（H）の一つと置き換わってHTOの形で存在しますが、トリチウムからなる水（HTO）だけを分離することは難しいため、再処理工場から気体廃棄物や液体廃棄物として環境中に排出されます。

トリチウムが放射性崩壊するときに放出される放射線は、エネルギーの弱いβ線です。そのため、物質を透過する力が小さく、人への影響を考える場合、体外から放射線を被ばくする外部被ばくよりも、体内にトリチウムが取り込まれて被ばくする内部被ばくを考慮する必要があります。そこで、図表33をご覧ください。この図は1ベクレルの各種放射性物質を飲食した場合の内部被ばく放射線の量を比較したものです。1ベクレルあたり100万分の1ミリシーベルトになることを示しています。ヨウ素の22という数値に比べ、トリチウムの数値は0.042とヨウ素に比べ500分の1以下です。なぜ、このような差があるのでしょうか？

図表33　内部被ばく放射線の量

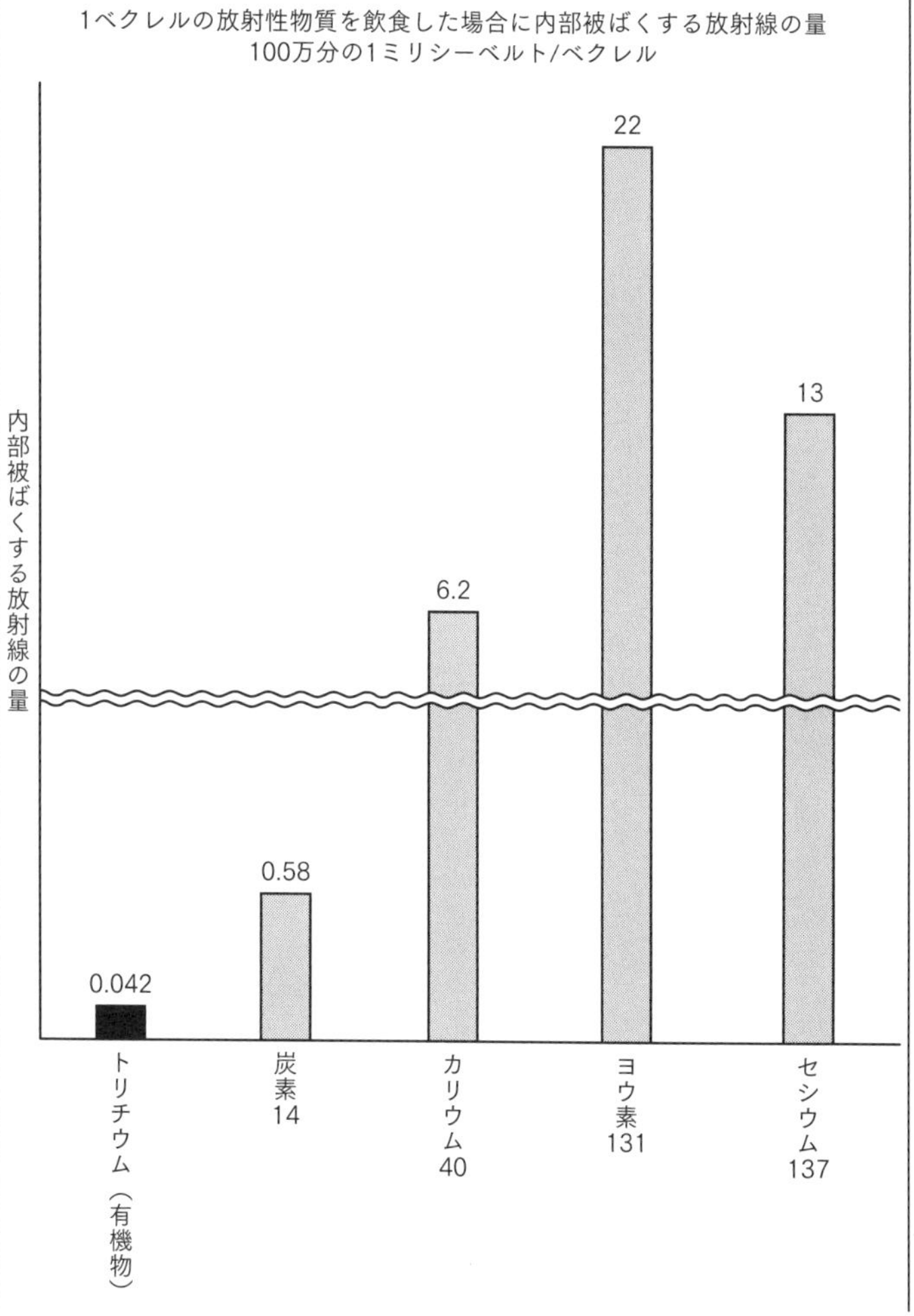

これはほかの放射性物質と比べてトリチウムから出る放射線のエネルギーが弱いことが原因です。もう一つの理由ですが、それは、トリチウムは前述したように放射性でないタイプの元素であった場合、その元素は水素です。水素を含む分子として最も安定な分子は水です。ですので、放射性水素であるトリチウムもそのほとんどはトリチウム水として存在しており、処理水のトリチウムもトリチウム水として存在しています。

内部被ばくで最も重要なことは、核種とその分子形態です。このことを先ほど比較したヨウ素とトリチウムで比較してみましょう。ヨウ素は体によって不可欠な元素で一度体に取り込まれると長く留まり、簡単には排出されません。ですので、放射性ヨウ素が体内に取り込まれると結果的に長い期間、放射線が体内に照射され続けてしまうことになります。

これに対し、**トリチウムの場合その分子形のトリチウム水の挙動は水そのものですので、もちろん体内にも取り込まれやすいですが、逆に排出もされやすい元素です。**水は体の中で炭水化物やタンパク質などにも変化していきますが、それらの物質も短期間で分解され水になり、おしっこや汗として体外に排出されていきます。

ですので、トリチウム水が体内に取り込まれても、あまり長くは留まらないため、その結果、放射線が体内を照射する量も相対的に少なくなるわけです。

処理水放出後のトリチウム濃度

さて、もう一度処理水放出後の近隣海域のトリチウムの濃度を振り返ってみましょう。その数値は１㎥の海水あたり３ベクレルでした。先ほどの図表33における１ベクレルの内部被ばくによる放射線量は0.042×１／１００万ミリシーベルトですので、これの数値を整理すると、0.042ナノシーベルトとなります。

仮に、同海域のヒラメが１㎥の海水を飲み込んだとすると３ベクレルが体内に蓄積されます。そしてそのヒラメを１人の人間が全て食べたとしても、その人の体内に取り込まれるトリチウムの最大量も３ベクレルです。そのトリチウムがその人に放射される放射線量は３×0.042＝0.126ナノシーベルトという結果になります。この数値の意味を考えてみましょう。図表34に示すように、私たちは日ごろからさまざまな形で放射線を浴びています。**飛行機に乗っただけでも宇宙線に含まれる放射線を浴びていますし、胸の検診のためのレントゲン撮影でも放射線を浴びています。**

自然放射線という言葉がありますが、日本人の１年間の自然放射線量は2.1ミリシーベルトです。ですので、処理水排出領域のヒラメを１年間毎日食べ続けたとしても、365×

図表34　身の回りの放射線

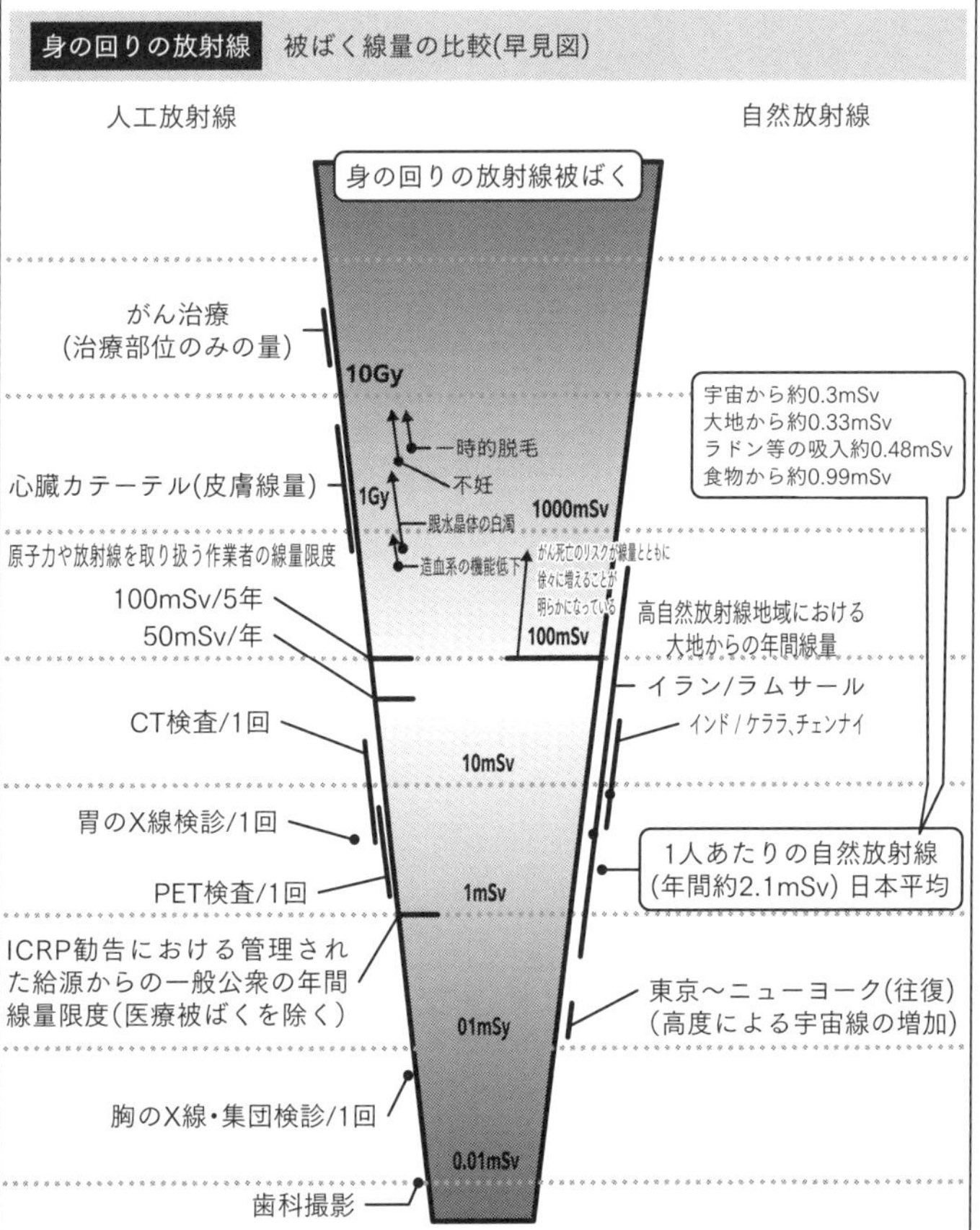

身の回りの放射線
被ばく線量の比較(早見図)
人工放射線
自然放射線
身の回りの放射線被ばく
がん治療
(治療部位のみの量)
10Gy
一時的脱毛
不妊
心臓カテーテル(皮膚線量)
1Gy
眼水晶体の白濁
1000mSv
原子力や放射線を取り扱う作業者の線量限度
造血系の機能低下
がん死亡のリスクが線量とともに徐々に増えることが明らかになっている
100mSv/5年
50mSv/年
100mSv
宇宙から約0.3mSv
大地から約0.33mSv
ラドン等の吸入約0.48mSv
食物から約0.99mSv
高自然放射線地域における
大地からの年間線量
イラン/ラムサール
インド / ケララ、チェンナイ
CT検査/1回
10mSv
胃のX線検診/1回
1人あたりの自然放射線
(年間約2.1mSv) 日本平均
PET検査/1回
1mSv
ICRP勧告における管理された給源からの一般公衆の年間線量限度(医療被ばくを除く)
東京～ニューヨーク(往復)
(高度による宇宙線の増加)
01mSv
胸のX線・集団検診/1回
0.01mSv
歯科撮影

0.126＝46ナノシーベルトの放射線量になります。

ナノシーベルトは100万分の1ミリシーベルトですので、日本人の平均自然放射線量2・1ミリシーベルトにこの数値を加えると、2.100046ミリシーベルトとなり、ほとんど影響を与えていないことが分かります。

ここまでの計算は仮定が多く、実際の数値とは異なると思いますが、大幅に放射線汚染が拡大する要素はありません。むしろ低くなる可能性のほうが高い試算と考えていただいて結構です。実際、処理水放出後、近海から採取された魚介類中のトリチウム量は検出限界以下であり、私の試算を裏づけています。

汚染物質を海に流すのはなぜ危険なのか

そもそも、汚染物質を海洋放出すると、**生物濃縮**といって生物の生態系間で次第にその濃度が高まります。これにより、生態系の一部である人間にも害を引き起こすことが、海洋放出の問題なのです。

例えば、生物濃縮により起こった中毒症として、メチル水銀が原因となった日本三大公害の一つ、**水俣病**が挙げられます。水俣病は1956年に熊本県水俣市で発生が確認され、その病名の由来となりました。水俣病では工場廃液からメチル水銀が発生し、メチル水銀がプランクトンに吸収され、それを捕食したイワシのような小型の魚類で濃縮され、さらに、そのイワシをサバのような中型の魚が捕食し、さらにマグロのような大型魚類が中型魚を捕食していき、毒物の濃度が増加していきます。これが生物濃縮です。この生物濃縮によって毒物が魚介類に蓄積し、その魚介を口にした人々に中毒症状が現れました。メチル水銀は、環境中から食物連鎖に取り込まれたあと生物濃縮されることによって、マグロなどに高濃度で蓄積されます。

水俣病のイメージもあり、多くの人々は海洋放出イコール生物濃縮を連想するため危険であると思ってしまいます。しかし、生物濃縮は生物の中で蓄積しやすい物質のみの話で、今回のトリチウム水は生物の中で蓄積しやすい物質ではないので、生物濃縮の問題はありません。

政府が述べているように、**処理水の放出は科学的に見て環境に与える影響は非常にわずかであり、海洋生物に与える影響も微弱であることは明白です。**元々、原発の津波による事故の際も海洋には放射性物質が大量に流失しており、そのときも近隣海洋における魚介類の放射能検査が実施されました。この事故のときに流失した核種はトリチウムのほか、セシウム137、ストロンチウム90、ヨウ素131などの放射性物質です。

今回の処理水に比べ本当の意味の汚染水であって、こちらのほうが、量も種類も環境に及ぼす影響は甚大でありました。ただ、当時調査された魚介類中の放射性物質の量は当時規定された基準値を超えるケースは確認されませんでした。

処理水の放出について

処理水の放出はできることなら避けたほうがいいに決まっています。しかし、原発を廃炉にするにはほかに方法がありません。処理水放出が発表された直後、中国政府はこれに対し猛烈に反対声明を出し、日本政府を非難しました。その際、海洋放出する代案として処理水を蒸発乾固して廃棄すべきと中国政府は声明を出しています。それでは日本政府はこの代案をなぜ取り入れなかったのでしょうか？　科学者の目から見れば、この代案は笑止千万です。なぜなら、処理水中のトリチウムは前述したようにトリチウム水です。普通の水とトリチウム水はその物性は全く同じです。ですので、処理水を蒸発させたら、トリチウム水も同時に蒸発してしまいます。つまり、蒸発させたら水蒸気となって大気中に拡散し、その後雨になって地中に降り注いでしまいます。水の中から水を分離することはできないわけです。そのようなことも分からず、幼稚な科学を示し他国を非難する行動はまともな国家のすることではありません。その真の狙いは自国民の日本への傾倒を抑制することにあるのではないでしょうか？

あくまで、この項は処理水放出が及ぼす食への安全性を解説することでした。しかし、最後に中国政府に言いたいことがあります。「国民の健康を守るために処理水放出を反対する」と日本を非難する前に、自国から垂れ流しているPM2.5をどうにかするのが先ではないでしょうか？　中国の大気汚染は近年低下傾向にはあるものの、いまだに高いレベルで、偏西風で日本人に健康被害を与え続けています。

処理水放出が科学的に人体に影響を全く与えていないことに比べれば、その被害はあまりに甚大です。日本政府もいつも下手に出ておらず、いうべきことはもっといわないと国民の信用を失ってしまうのではないかと危惧しています。

まとめ

- ✔福島第一原発処理水放出が近隣海域の魚介類に与える影響は科学的に無視できる程度
- ✔中国の大気汚染が日本に与える悪影響に比べれば処理水の健康被害は皆無といえる

第3章

健康食品の実態と効果的な機能性食品

「こんなに効く」というフレーズはほとんどが嘘

健康食品が注目されるようになった理由

食べることは、生物の基本です。当たり前のことでも言われてみないと気づかないのは人の常ですが、食べることができなければ人間は死んでしまいます。

食の三機能という言葉があります。その三機能とは、第一次機能として「栄養」に関わる機能、第二次機能として「嗜好」、いわゆる美味しさに関する機能、そして第三次機能として「生体調節機能」です。

特に、この第三次機能こそ、最近多く取り上げられている食品の健康機能性です。食の確保は人類の歴史上重要な事柄であり、それが戦いの目的になったのも事実です。

もちろん食の確保は栄養として食を求めたわけですが、食と健康にも深い関係があることは、かなり昔から認識されていたようです。事実、医食同源や薬食同源、インドのアーユルヴェーダなどでは食事により健康を維持することの重要性を説いています。この医食同源、薬食同源という言葉は古代中国の言葉ではなく、実は日本で生まれた造語です。

１９７０年代ごろ、栄養第一主義の欧米食を避ける動きと日中国交回復の機運から、中国式養生のブームが起こり、古代中国の医や薬が食と同源とする思想を日本で造語したのがこの言葉の起源です。健康の維持増進には食生活のみならず、適度な運動や休養が大切といわれています。

医食同源という造語が作られたころは体を動かす労働が主体であり、十分な運動量が確保されていました。ところが、近年体を動かす仕事は少なくなり、ほとんどがホワイトカラーとなりました。さらに、交通インフラの発達により、通勤でさえ運動にはならなくなったため、**今では運動や休養は自らのお金を使い、意識し努力しなければ得られないものになってしまいました。**しかも誰もが適度な運動や休養を簡単に得られるわけではなく、時間的にも経済的にも余裕がある人の特権となりつつあります。そんな時代的な背景もあって、健康食品が着目されるようになったのです。

健康食品の標的となった疾患

一時代前の健康食品は、食生活の変化からビタミンなどの摂取不足の栄養成分を補充する目的のものがほとんどでした。ところが、近年の食生活は飽食の時代とよばれるように、栄養面での不足よりも栄養の過剰摂取が問題となったことから、メタボリックシンドロームなどの過食が原因の疾患を標的にした健康食品が主流になってきました。

さらにその傾向は変化していき、より需要の多い疾患に対する健康食品を開発する傾向に加速していきます。その結果標的となった疾患が**変形性関節症**です。変形性関節症とは、関節の構成成分である軟骨がすり減ってしまい、関節の形態が著しく変形してしまう病気です。軟骨がすり減る以外にも関節内で多くの変化が生じるため、関節の痛みや腫れなどが現れます。自身の体重の負担が多い荷重関節によくみられる関節症です。特に、股・膝・足関節でみられることが多いですが、非荷重関節でも頻繁に動かすことの多い、肘関節では頻度は少ないものの生じることがあります。

この疾患の治療や発症リスクの軽減には、適度な運動を行い、体重を減らし、筋力を保つことが重要です。しかし、発症は高齢者が多く、現実にはそのような生活習慣の改善はうまくいかないケースがほとんどです。そこでさまざまな健康食品がこの変形性関節症を標的に開発されました。例えば、グルコサミン、ヒアルロン酸、コンドロイチン硫酸、プロテオグリカン、コラーゲンなどがあります。

本当に効果があるなら医師が飛びついている

それでは、これら健康食品は本当に変形性膝関節症に効果があるのでしょうか？　はっきりいって、私はこれらの成分には効果がないと思っています。

どの成分に対してもいえることですが、まず、第一に**全ての整形外科医が、これら成分の効果を認めていない**ことです。医師によっては、薬でなくても効果があれば食品成分での効用を推奨する方もおられます。

この疾患は、図表35に示すような対症療法的に用いられることがあります。しかし、残念ながらこれらの薬剤はあくまで疼痛緩和などの対症療法であって、治療や予防ができるものではありません。

この疾患の予防は前述したように、生活環境の改善しかなく、治療には人工関節などの

図表35　変形性関節症に対する薬の効果と副作用

内服薬	効果	主な副作用
NSAIDs	滑膜炎緩和	胃腸障害 心血管障害
COX-2阻害薬	滑膜炎緩和	胃腸障害
アセトアミノフェン	滑膜炎緩和	肝機能障害
オピオイド	痛み止め	ふらつき 悪心・便秘
デュロキセチン	疼痛緩和	吐き気・眠気 口の渇き

外科的治療法しか認知されていません。**医師としても、もし効果的な食品成分による治療法、予防法があるとしたら飛びつかないはずはありません。**実際のところ、欧米はじめ国内でもこれら食品成分の有効性を検証する臨床試験が実施されましたが、いずれも効果は認められませんでした。

例外的に、これら成分を開発した企業が関与して実施された臨床試験で、軽度疾患の抑制する結果が得られていますが、それらの試験はいわゆるシングルクローズドテストです。シングルクローズドテストとは、ダブルブラインドテストの対比を示す臨床試験のことです。ダブルブラインドテストは、試験を受ける被験者も試験を実施する医師も被験者に投与されたサンプルが、目的とする成分を含む被試験物なのか、プラセボとよばれる偽薬なのか開示せずに試験が行われる種類の臨床試験のことです。

一方、シングルクローズドテストでは、目的とする成分を含む被試験物のみを試験する、対照物のない試験です。どんな人でも、「これは効果があります」といわれてからその物質を食べて試験に臨めば、何となく効果が現れるものです。この効果をプラセボ効果といいます。

私が知る限り、変形性関節症に対して実施された臨床試験で、有効性を示したダブルブラインド試験はありません。もし、私の勉強不足でそのようなものがあったとしても、その試験の信頼性が高いとは思えません。なぜなら、まともに実施された信頼ある臨床試験とは異なる結果だからです。

グルコサミンなどに効果はある？

ここからは、それぞれの化合物がなぜ効果がないかとする根拠について、関連する特性についてご説明しましょう。

まず、グルコサミンです。グルコサミンはよくテレビコマーシャルなどで宣伝しているのでご存じの人も多いと思います。変形性膝関節症に対する効果があるとして販売されています。しかし、グルコサミンは名前の通り、グルコースにアミン（アミノ基）が付いた構造です。

グルコサミンは消化管に入ると、消化酵素によりグルコースからアミノ基が外され、グルコースになります。グルコースはご存じの通り、砂糖やでんぷんなどが分解されて生成される単糖です。つまりグルコサミンを経口で摂取した場合、グルコースを摂取することと何ら変わりはないわけです。

このグルコサミンについて、臨床医師が50〜60歳の6691人の女性を対象として行った無作為化比較試験の結果では、治療目的でのグルコサミンの内服は、摂取と発症に関し有意な影響は見られず、発症予防の効果は証明されませんでした。ただし、軽症者では有効とする報告もあるのですが、この試験は前述したシングルクローズドテストであって、その信用度は低いものです。

次にヒアルロン酸はどうでしょうか？　ヒアルロン酸も変形性膝関節症に対する効果があるとして販売されています。高分子ヒアルロン酸を膝関節嚢内に直接注入すると効果があることが確認されています。

しかし、ヒアルロン酸は直鎖状の多糖化合物です。小腸は食物を栄養として吸収する器官ですが、糖であれば単糖もしくは糖が2つつながった二糖類以上の大きな糖鎖は吸収することができません。ですので、ヒアルロン酸も腸から吸収されることは理論的にありません。ヒアルロン酸も消化酵素であるアミラーゼにより分解されてしまい、その分解物はやはり単糖です。とてもそのような単糖に効果を期待することはできません。

ヒアルロン酸は糖がたくさんつながった高分子の多糖であって、潤滑作用があります。つまり関節内部に注射した場合は滑膜と骨の摩擦を減らして痛みを止める働きがあります。しかし、単糖になってしまっては、残念ながら潤滑作用はなくなってしまいます。もし、潤滑作用以外の効果があるとしても、経口投与されたとしたら変形性関節症に対しては効果があるとは思えません。

次にコンドロイチン硫酸ですが、ヒアルロン酸と同じく直鎖状の多糖化合物です。こちらも同じく、大きな分子の状態では吸収されませんし、消化酵素もしくは腸内細菌の酵素により吸収されるときには分解されてしまいます。ですので、コンドロイチン硫酸も経口摂取した限り効果は期待できないわけです。

次はコラーゲンです。ここで質問ですが、皆さまはコラーゲンは体にどれくらい含まれていると思いますか？　実は、体のタンパク質の中で最も多く、全タンパク質の30％ほどもあるといわれています。タンパク質は体重の20％くらいありますから、50kgの人だと約10kg、その30％だからなんと3kgもある計算になります。そして、ここが大事なことですが、コラーゲンの構成アミノ酸は必須アミノ酸ではなく、全ての構成アミノ酸が体内で合成可能であることです。

タンパク質はアミノ酸が重合した高分子化合物です。トリプシンなどの消化酵素により腸内で分解されることは、ヒアルロン酸やコンドロイチンと同じです。仮に健康食品として10gのコラーゲンを摂取したとします。3000gあるコラーゲンに10g足したとして、どのくらい効果があるかご理解いただけるかと思います。しかも、このコラーゲンを構成するアミノ酸は全て体内で合成されるので、その原料であるアミノ酸が追加されても意味がありません。

コラーゲンのように大量に存在するタンパク質は、経口で摂取しても皮膚や関節、軟骨などに与える影響はほとんどありません。確かにコラーゲンは軟骨を構成する主要な成分ですが、経口で摂取してもその効果は全く期待できないのです。

多くの健康食品の効果は正しいとはいえない

変形性膝関節症に効果があるとする4成分について解説してきましたが、これはあくまで経口摂取して変形性関節炎に効果が期待できないことを説明したにすぎません。ヒアルロン酸のように、注射で関節局部に注射するのであれば、効果は期待できます。また、対象が変形性関節症に対してではなく、美容成分として皮膚への塗布投与であれば、この限りではありません。ものによっては効果を示すものもあるかもしれません。

私がこの項目でお伝えしたいのは、**かなり多くの健康食品で標榜している効果は、必ずしも正しくはない**という事実を認識していただきたいということです。

毎日のように、日中のテレビコマーシャルでは、「こんなに効果があります」と自分の会社の製品を宣伝していますが、その多くははっきりいって眉唾としか思えないということです。

私は機能性食品を研究する一研究者として、このような状況が我慢できないほど、ひどい状況になっていることに強い危惧を感じています。次項で示すように、まともに研究し、たゆまぬ努力により機能性食品を発見、開発してきた多くの方々を知っています。そのような方々により開発された食品と、まやかし食品が同じに評価されてしまっては、私としてはとても我慢ができないのです。この事実を皆さまに分かってほしいものと思い、本項を書かせていただきました。

まとめ

✔ 多くの健康食品で標榜している効果は、必ずしも正しくはない

✔ 効果的な食品成分による治療法や予防法があるなら医師も使っている

本当に効く健康食品の見分け方

「病気が治った」などの表現には要注意

ところで、健康食品のコマーシャルを見て、本当に効くのか疑問に思う人も多いのではないでしょうか？

本当に効く商品とそうではない商品をどのように見分ければいいのか迷ってしまうことでしょう。私であれば、この商品は効かないと名指しすることも可能ですが、営業妨害になりかねないので本書では具体的な商品名は記載していきません。

健康食品の中には、「有名人が利用している」「希有な成分が含まれている」「病気が治った」「特許取得」「○○賞を受けた」など、魅力的なうたい文句が付いているものが多く存在しますが、これらの内容は、製品の安全性や有効性を保証するものではありません。

健康食品はあくまでも食品であり、医薬品ではないので、「病気が治った」という表現は特に注意が必要です。現時点で、病気の人を対象に治療効果を明確に実証した健康食品はありません。

なお、このような魅力的な効果をうたいながら、その効果などが実証されていない広告は、虚偽表示や誇大表示に該当し、「健康増進法」や「不当景品類および不当表示防止法」で禁止されています。

しかしながら、「個人の感想です」「効果を保証するものではありません」といった効果の保証を打ち消す文言を併記すれば規制を逃れられると誤解している事業者が、根拠なく広告を行っている場合もあります。消費者としては注意が必要です。

安全性に問題があると認定された成分

具体的にこれが効かないと指摘するのは簡単ですが、前述したように商品名を出すと営業妨害だといわれかねません。

しかし、何が効かないのかは誰もが知りたいことでしょう。そこで、変形性関節症に対する健康食品以外の健康食品で、その効果に疑いがある、あるいは安全性に問題があると

図表36　安全性に問題がある成分

食品もしくは成分	効能
プラセンタ	滋養強壮、美容
クロレラ	酸化防止がん予防
ウコン	肝機能を高め二日酔い防止
ローヤルゼリー	免疫力向上、アンチエイジング
アントシアニン	眼精疲労、視力回復
マカ	滋養強壮、性欲増進
アガリクス	免疫力向上、抗がん
イチョウ葉エキス	脳血管障害、認知症予防

国立健康・栄養研究所で認定された成分について、図表36に示しました。この表の成分について解説してみましょう。

プラセンタは馬や豚の胎盤から抽出したものですが、食用での滋養強壮や美容に関するヒトへの有効性のデータは確認されていません。一方でプラセンタに対するアレルギー反応により、皮膚炎や皮膚硬化などが発生する事例が確認されています。さらに、薬剤性肝機能障害や肺炎の事例も報告されています。

クロレラは古くから健康にいいとされ、さまざまな製品が販売されてきました。がん予防に効果があるとされていますが、実際にはがんの進行を抑制する具体的なデータは示されていません。

クロレラは単細胞緑藻で、主に湖沼や河川などに生息しています。光合成によって生長しますが、生物学的には単細胞性の植物という位置づけです。ある意味では当たり前ですが、普通の草を食べているのと何ら変わりはありません。アレルギーや慢性関節リウマチを持病とする人が摂食すると、疾患を増悪させる可能性が示唆されています。

ウコンには肝臓の機能を高める効果があることが確認されていますが、過剰摂取すると、鉄分の肝臓内での貯留により、肝機能障害の危険性があると考えられています。肝機能の弱っている人や、胃潰瘍、胆石の持病がある人の場合は、特に注意が必要です。

ローヤルゼリーには、更年期障害に対する有効性は認められていますが、アレルギー性鼻炎に対しては効果が認められず、むしろ悪化するという事例が報告されています。重篤なアナフィラキシーショックを起こしたとする事例もあり、アレルギーに対する使用には注意が必要です。

アントシアニンは吸収効率が極めて悪く、経口摂取しても目における十分な濃度が得られず、視力回復や白内障、緑内障に対する予防効果はないと考えられます。

マカに含まれる成分には生殖器機能の改善効果についての研究はなく、メタボリックシンドロームの患者において、AST、ALTといった肝障害を示す数値が上昇したとする報告や、血圧の上昇に関する副作用が報告されています。

アガリクスは姫マツタケともよばれる、マツタケとは異なるハラタケ属のマッシュルームに近い種類のキノコです。30年くらい前、クレスチンというがんに対する薬剤が認可されていましたが、これはカワラタケというサルノコシカケに近い種類のキノコの抽出物です。

この医薬品の主成分はβグルカンとよばれる多糖成分ですが、このβグルカンをカワラタケより多く含んでいるキノコがアガリクスです。これが、がんに有効だとする根拠ですが、医薬品になったクレスチンについて、安全性は高いものの、がん治療に対する有効性が低く、有用な抗がん剤の普及に伴い利用されなくなった歴史があります。つまり、実際のところアガリスクにはがんに対する有効性は低いといわざるを得ません。

事実、有効性、安全性に関する信頼度の高い研究報告はありません。ある動物実験においては過剰摂取した場合、逆に発がんを促進してしまったとする報告もあります。肝障害や肺炎を起こしたとする学会報告もあります。

イチョウ葉エキスはドイツでは医薬品として承認されています。しかしながら、日本で販売されている商品は粗悪品が多く、アレルギー誘因物質であるギンコール酸の含有量がドイツ基準の3200倍もの量の商品も確認されています。ギンコール酸は銀杏の果肉に多く含まれており、皮膚に触れるとかぶれの原因になります。

このように、健康食品には効果が弱いこと以外にも危険性もあることを知っていただきたいと思います。

まとめ

- ✔健康食品はあくまでも食品であり、医薬品ではない
- ✔効果に疑いがある、安全性に問題があると認定された成分に要注意

健康食品について知っておきたいこと

有効性よりもまず安全性

健康食品は有効性よりもまず安全性が大切です。ですので、その商品が本当に必要かどうか自問してみてください。本当に必要なら、次に、誇大広告に惑わされていないか、品質に問題はないかなど確認してください。高価だから効果があるとは限りません。健康食品の価格は効果の程度で決められるのではなく、原料価格に依存します。健康食品の価格は1日あたり100円程度が普通です。その10分の1以下が原料費といわれています。化粧品などは高いほど売れるといった話があるようですが、健康食品ではあてはまりません。

まずは、その価格が類似製品と比較して適正かどうかを確認してください。機能性表示食品制度における安全性の要件として以下のような項目が挙げられています。十分な食経験があるかどうか。食経験よりも摂取量が増加する場合、安全性試験により確認が必要です。特定保健用食品の安全性評価法を参考に、動物試験、過剰摂取試験、長期摂取試験を実施する必要が生じます。

また、機能性関与成分と医薬品との相互作用、機能性関与成分同士の相互作用の有無についても評価が必要となっています。本当にこのような安全性に関する項目をパスした商品であれば消費者としても安心して摂取することができますが、必ずしもそうではありません。そこで、健康食品の安全性について少し解説していきたいと思います。図表37は、機能性食品で安全性に問題があると消費者庁に報告された事例を示したものの一覧です。中には死亡例もあり健康食品といって侮ってはいけないことが分かると思います。

紅麹という食品があります。紅麹は沖縄の「とうふよう」という食品の製造に用いられるカビの仲間です。この紅麹はコレステロール値を低下させるサプリメントとして有用ですが、これは紅麹にモナコリンという機能性成分が含まれているからです。

モナコリンはロバスタチンという名前で医薬品化されています。ロバスタチンは、コレステロールの合成に関与する経路を阻害します。ロバスタチンは、医薬品開発にあたり安全性や副作用が試験されており、医師により適切に処方されます。しかし、含有量は少ないものの、紅麹サプリメントには医薬品と同じ成分が含まれています。すなわち、その利

図表37　安全性に問題があると報告された機能性食品

食品	症状	原因物質
クロレラ	顔、手の皮膚炎	光過敏症皮膚炎を誘発する成分含有
L-トリプトファン	筋痛症候群(死亡例)	製造過程の副産物過剰摂取
ゲルマニウム	腎機能障害(死亡例)	腎障害誘引ゲルマニウム過剰摂取
アマメシバ加工品	閉塞性細気管支炎	海外での食経験はあったが過剰摂取
アリストロキア属植物	腎障害、尿路系腫瘍	アリストロキア酸による障害
コンフリー	肝静脈閉塞性疾患	有害アルカロイド含有
ココナッツミルク	下痢	甘味料D-ソルビトール過剰摂取
雪茶	肝障害	本来の利用法から逸脱した飲用方法
スギ花粉含有製品	アナフィラキシー	自己判断で脱感作目的で利用

用には十分な注意を要するわけです。ロバスタチンには重篤な副作用として横紋筋融解症、ミオパチー、肝臓の重い症状、血小板減少などがあります。

フランスの食品環境労働衛生安全庁によると、紅麹サプリメントの利用と因果関係があると疑われる25の有害事例が報告されています。有害事例は筋肉もしくは肝臓の障害であり、ロバスタチンの副作用と共通しています。これら事例報告から、同庁では紅麹サプリメントの利用について遺伝的素因、持病、現在治療中などの感受性の高い人の利用に関してリスクがある可能性について勧告を出しています。

バストアップ商品の安全性について

もう一つ安全性について問題となる健康食品の事例を紹介します。それがバストアップ食品です。バストアップ食品として日本でも販売されたのがミロエステロールです。ミロエステロールはタイの薬草であるプエラリア（Pueraria mirifica）という植物から単離された回春薬原因物質です。

図表38に示すように、その構造は女性ホルモン（エストロジェン）に類似しており、作用も女性ホルモンに匹敵する効果があります。女性ホルモンが正常値のヒトが摂取すると、女性ホルモン過多症が副作用として現れます。ミロエステロールの摂取による健康被害として、嘔吐、腹痛、下痢などの消化器障害や発疹、じんましんなどの皮膚障害のほかに、月経不順や不正出血といった、女性特有の危害事例が多く報告されています。ミロエステロールを含む健康食品の摂取により、ホルモンバランスが崩れていると診断された事例や、その健康食品の使用をやめるよう医師から指導された事例も複数寄せられています。

このように、効果がない、あるいは安全性に問題がある健康食品が市場にはあふれています。しかし、それを売る企業にとってはドル箱ともいえる商品も少なくありません。

図表38　女性ホルモンとミロエステロール

エストロジェン

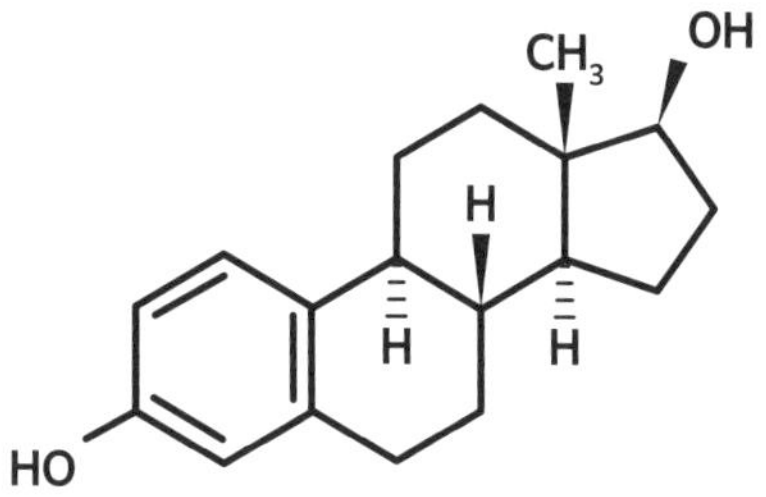

ミロエステロール

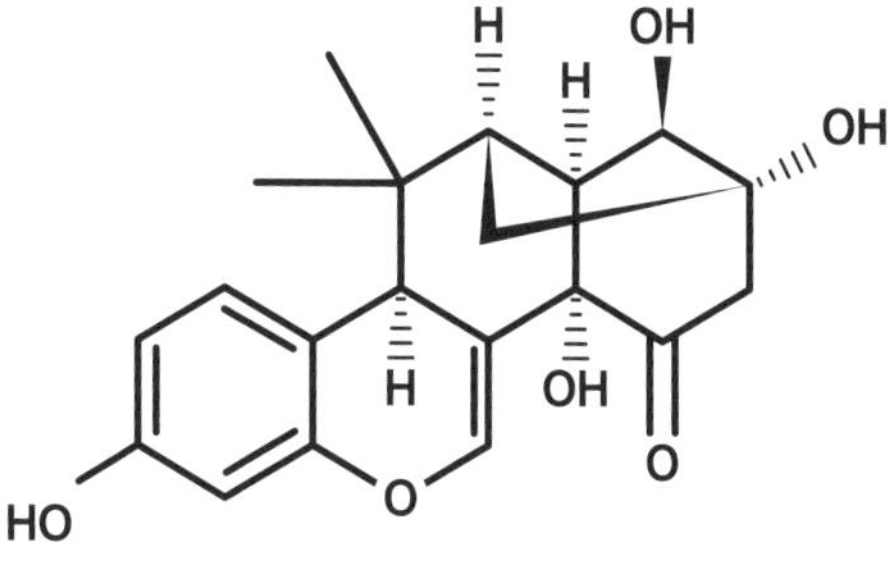

病気を持つ人、あるいは病気になりかけている未病の人にとって、健康食品はある意味では福音となっているのも事実です。これらの人にとっては藁をもすがる気持ちがあり、本心は効かないと分かっていても頼ってしまうものです。

特に未病といわれる人の場合、仮に対応できる医薬品があっても、食品でカバーできるならそれに越したことはないと考える気持ちはよく分かります。健康診断で要注意マークがあるけど、まだ医者に行くほどではないと思うのも当然です。医者に行けば、これから先も薬を使い続けないといけないのではと思うのも当たり前です。

しかし、多くの健康食品はそんな人たちの期待を裏切る効果のものです。本書をお読みの皆さまには、こういう事実があることを知ったうえで、それでも次項で示すように効果がある機能性食品のことを信じて、賢い消費者になっていただければと思います。

まとめ

- ✔ 健康食品の価格は原料価格に依存する
- ✔ 健康食品は高いから効果があるというわけではない

本当に効く機能性食品

トクホの認可には厳しい審査がなされている

読者の皆さまもトクホという言葉はご存じのことと思います。トクホは特定保健用食品のことで、特定保健用食品は、体の生理学的機能などに影響を与える保健効能成分（関与成分）を含み、その摂取により、特定の保健の目的が期待できる旨の表示（保健の用途の表示）をする食品です。

この特定保健用食品を販売するには、その食品ごとに有効性や安全性について国の審査を受け、許可を得なければなりません。この特定保健用食品は、健康増進法第43条第1項という法律で規定され、その認可には厳しい審査がなされて、はじめて承認されます。審議が厳しい分、その食品に問題があった場合、責任は開発企業のみではなく、認可した国も負わなければなりません。

一方、2015年新たに**機能性表示食品制度**という食品に関する法律が施行されました。この機能性表示食品制度は国の定めるルールに基づき、事業者が食品の安全性と機能性に関する科学的根拠などの必要な事項を、販売前に消費者庁長官に届け出れば、機能性を表示することができる制度です。

特定保健用食品とは異なり、国が審査を行うわけではありませんので、事業者は自らの責任において、科学的根拠を基に適正な表示を行う必要があります。つまり、**この制度での食品販売で問題が生じた場合は、国は責任を負わない**わけです。もともとこの制度はアメリカで機能性食品の開発促進のために施行された法律を模倣して、当時の安倍政権が中期戦略として取り入れたものです。

この機能性表示食品、どんな食品でも届け出が可能というわけではなく、それなりの根拠を示さなければ届け出はできません。認可と届け出は明らかに違いますが、届け出だといってもどんな申請でも受理されるわけではないので、ある意味では書類の審査が行われるわけです。

国が有効性を保証している食品、してない食品

それでは、このトクホと機能性表示食品、どちらも有効性を国が保証しているのでしょうか？　確かに、トクホの場合は厳しい審査もあり、認可にはかなり厳重な臨床試験や安全性試験が必要です。それら試験内容は、医薬品の認可の要件に近い内容であるため、莫大な費用も必要となります。もちろん、効果についても十分な評価がなされるわけですから、トクホ食品は有効性があると考えて問題ありません。しかし、機能性表示食品はどうでしょうか？

機能性表示食品の場合、届け出が受理されるためには有効成分の有効性に関する文献情報が必要です。その文献情報が、トクホ申請で使用された文献であれば問題ありませんが、論文の信頼性が低くても受理されてしまいますので、その論文に、怪しい点があったとしたら、その食品の有効性自体も疑いが生じます。

健康食品の開発業者は、効かなくても安全で、消費者の需要があればよいと考えているのが本音だと思います。もちろん全ての業者がそうだとはいいませんが、前項で示した変形性関節症を対象にした食品成分は、ほとんど全てがこのような位置づけだと思います。

事実、かなり多くの変形性関節症を対象にした食品成分が機能性表示食品として届けられています。これらの食品も臨床試験が実施され、論文になっていますが、その試験は前述した二重盲検（ダブルブラインド）試験ではないため、偽薬（プラセボ）効果により効果が出た結果といってもいいと思います。

この事実を考えると、機能性表示食品全てとはいいませんが、中には有効性に疑問があるものも少なくないという印象があります。トクホに比べ機能性表示食品は開発コストが低く抑えられるため、その届け出数は年々増加しています。

結論からいえば、**トクホについてはその有効性を信じてかまいませんが、機能性表示食品については慎重にその有効性を考える必要があります。**

効果に期待ができる食品について

私は長年にわたり機能性食品の評価を行ってきました。その経験から効果に期待が持てる食品について、これから紹介していきたいと思います。

すでに第1章で紹介したライ麦や、小麦など穀物外皮に含まれるアルキルレゾルシノールの老化抑制や代謝性疾患に対する効果、第2章で紹介した、青大豆の花粉症などのアレルギーに対する効果は、私自身が開発に携わり、自信を持っておすすめができます。

それ以外として、私が効果を実験で確認した成分として、ブドウ種子に含まれるレスベラトロール、青魚に含まれるオメガ3脂肪酸のドコサヘキサエン酸（DHA）、エイコサペンタエン酸（EPA）、大豆イソフラボンのダイゼイン、ゲニステイン、お茶に含まれるカテキン類、同じくお茶に含まれるテアニン、玉ねぎやセロリに含まれるルテオリン、マグロやカツオなど動物の筋肉に含まれるアンセリンなどが挙げられます。

これらの成分について、なぜ効果があるのか詳しく解説していきましょう。

まず、レスベラトロールです。レスベラトロールはブドウの種子に多く含まれています。赤ワインには含まれていますが、白ワインには含まれていません。

なぜかというと、赤ワインはブドウを醸造する際に、皮や種子ごとブドウジュースを絞り出し、発酵させます。白ワインの場合は皮や種子をブドウジュースから取り除いて発酵させます。ですので、白ワインの原料に種子は含まれていないため、レスベラトロールも含まれないわけです。

フランス料理はとても脂肪分が多いにもかかわらず、フランス人にはメタボリックシンドロームの有病率が低いといわれています。これをフレンチパラドックスとよびます。フランス人が赤ワインを多飲するためだとの説があります。

レスベラトロールは、メタボリックシンドロームなどの肥満が原因となる疾患に有効な成分です。ですので、フレンチパラドックスの理由にレスベラトロールが関係しているとの説は、最も有力な説といえるでしょう。しかし、赤ワイン1本に含まれるレスベラトロールの量は1〜5㎎程度であり、メタボリックシンドロームに有効とする濃度で換算するとおよそ赤ワイン3本が必要になってしまいます。つまり、メタボリックシンドローム予防に赤ワインを飲むとアルコール依存症になってしまいかねません。

このことは、フレンチパラドックスの理由づけにレスベラトロールは適合しないかもしれませんが、赤ワインの継続的摂取がメタボリックシンドロームの予防や治療に関与しないとまでは言い切れません。

レスベラトロールの効果は本当にあるか

レスベラトロールは世界で最も需要と販売量が多い機能性食品です。レスベラトロールの有効性を示す論文の数は数千を超え、世界で最も信頼性の高い食品成分といっても過言ではありません。だからといって本当に効果があるとは言い切れないのも事実です。

しかし、私がいくつかの試験で有効性を評価した結果では、多数の試験結果を追従する内容であったことをここで証言します。

レスベラトロールの効果を初めて論文で報告したのは、アメリカの研究者、ハーバード大学教授のデビッド・シンクレア氏です。氏はアメリカでこの研究に関するベンチャー企業を立ち上げ、多額の研究費を獲得しました。多くの製薬企業がこの研究に注目し、世界中の研究者がレスベラトロールに注目しました。

青魚に含まれるオメガ3脂肪酸の効果

次に、青魚に含まれるオメガ3脂肪酸のドコサヘキサエン酸（DHA）、エイコサペンタエン酸（EPA）についてその効果を解説します。

オメガ3脂肪酸摂取が健康機能にいいといわれるようになったきっかけは、イヌイットの疫学調査に由来します。イヌイットは主に海獣やイワシ類などの魚肉をよく食べ、ほとんど野菜は食べないにもかかわらず、心筋梗塞による死亡率が極端に低く、その比率はデンマーク人の10分の1にも満たないそうです。その後の各種研究によりDHAやEPAなどのオメガ3脂肪酸には心血管疾患を低減する効果が実証されています。

ある疫学研究によると、オメガ3脂肪酸の多い魚、およびオメガ3脂肪酸を多く摂取するグループは肝がん発生リスクが低くなっています。魚を食べても大腸がんの発症リスクは下がりませんが、魚由来のオメガ3脂肪酸およびオメガ3脂肪酸を多く摂取しているグループは結腸がんのリスクが低下していたそうです。

その他、血中中性脂肪低下作用、血圧改善作用、関節リウマチ症状緩和効果、乳児の成育、行動・視覚発達補助効果、うつ症状緩和効果などが知られています。

大豆に多く含まれるイソフラボンの効果

次に、大豆に多く含まれているイソフラボンについて解説します。最近、イソフラボン含有化粧品が市場に多く出回っていますので、イソフラボンという名前をご存じの方も多いのではないでしょうか？

大豆に含まれるのはダイゼイン、ゲニステインといったイソフラボンですが、これらイソフラボンが注目されたのは、女性ホルモン様作用からです。前項で紹介したミロエストロールも、女性ホルモンと同じような構造で類似な作用があり、摂取の仕方次第では安全性に問題があります。しかし、イソフラボンは作用に近いところはあっても、図表39に示すようにそれほど構造の類似性は強くなく、女性ホルモン作用も副作用が出るほど強くは

図表39　エストロジェンとゲニステイン

エストロジェン

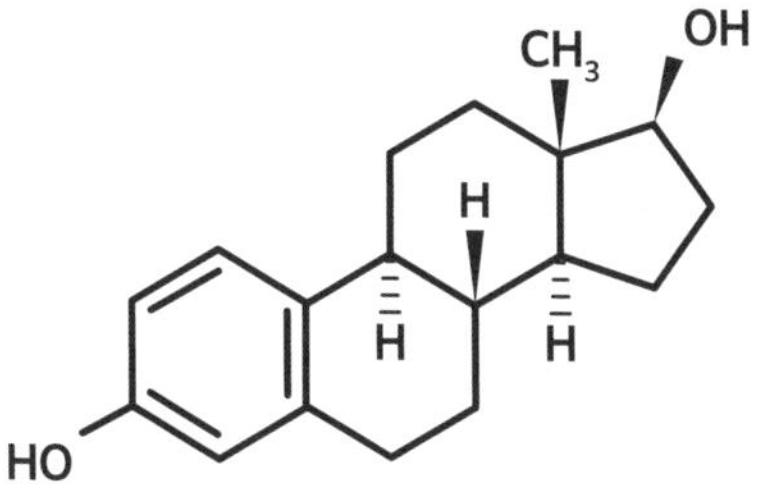

ゲニステイン

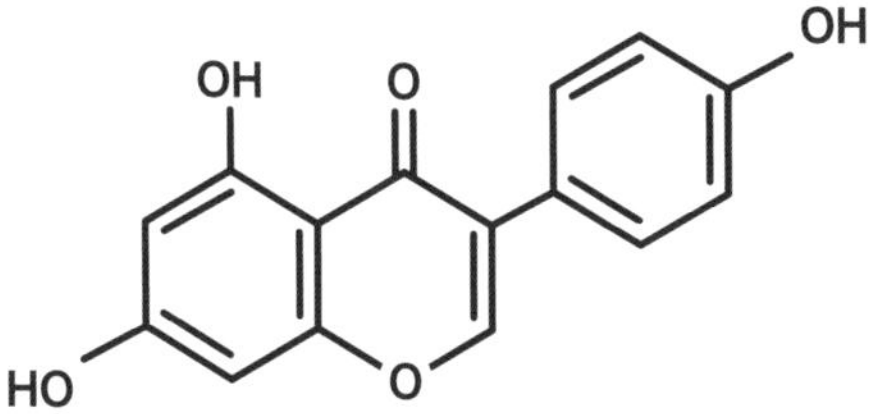

ありません。このため、イソフラボンは機能性食品としてさまざまな効果を示し多用されています。イソフラボンに効果があることは、私自身実験で経験しています。大豆抽出物をマウスに食べさせ、マウスの背中の毛を剃ったところ、大豆を食べさせていないマウスに比べ、大豆を食べさせたマウスはすぐに毛が生えてきました。

女性ホルモンには、男性の薄毛を解消する効果があります。同じように、イソフラボンにも薄毛を解消する効果があることが目に見えて確認できました。このように、イソフラボンは確かに有効性が期待できる成分といえそうです。

さて、いくつかの例で、機能性食品成分の一部は確かに効果を持つことがご理解いただけたと思います。そこで、この後は、食品成分では予防が難しいといわれているうつ病や認知症などに効果がある成分について詳しく解説していきます。

まとめ

- ✔機能性表示食品制度において問題が起きても、国は責任を負わない
- ✔トクホの有効性は信じてもいい

神経疾患について

神経疾患に効果的な医薬品は少ない

脳・神経は体の全ての器官を制御・維持するために必要不可欠なシステムです。運動はもとより感情・情緒・理性などヒトの精神活動においても重要な役割を果たしています。老化により脳・神経機能は衰え、認知症などの疾患が発症してしまいます。

知的活動に神経が深く関与していることは広く知られていますが、神経細胞においての具体的な役割はあまり分かってはいません。このため、認知症やうつ病などの神経疾患には効果的な医薬品も少なく、製薬会社も二の足を踏む分野になっています。というのも、効果を確認するための評価方法が少なく、特に細胞を用いた評価系が少ないので、動物モデルによる試験に頼らざるを得ないためです。

神経疾患を評価するための動物モデル試験は行動薬理試験といって、動物の記憶や学習能を、その行動から評価します。例えば、迷路試験。うまく通り抜けると餌が得られるような迷路を作り、この迷路に同じ動物を通し、餌に到達できる時間が短縮できるかどうかを記録することで学習能を評価します。

このように、動物の評価は手間がかかり、評価には試験者の経験が必要で時間もかかるので、神経疾患に対する食品成分の評価は難しいといわれています。

しかしながら、このような状況にもかかわらず、食品成分での神経疾患の予防を期待する声も強く、一部の研究者によりその可能性を模索する努力がなされています。そこで、この項目ではそれら研究の成果について解説します。

脳神経疾患について

まずは、脳神経疾患についての概略です。**神経系**とは、神経細胞（ニューロン）が連続し形成される神経を通して、外部情報の伝達と処理を行う動物の器官の総称です。神経系のうち、脳神経とは脊椎動物の神経系の器官であり、直接脳から伸びている**末梢神経の総称**を指します。

これに対し、脊髄から伸びている末梢神経のことを脊髄神経とよびます。ヒトなどの哺乳類の脳神経は左右12対存在し、それぞれに三叉神経、迷走神経などの固有の名称が付けられています。これら神経系に器質的な異常が生じ、その結果精神活動に影響を示してしまうのが、脳・神経疾患です。

脳・神経疾患には機能性疾患である、認知症、パーキンソン病（本書では認知症に含めます）、うつ病、てんかんなどがあります。一方、脳血管障害疾患として脳梗塞、頸部頸動脈狭窄症、くも膜下出血、もやもや病などが挙げられます。

認知症の代表的な疾患がアルツハイマー型認知症です。アルツハイマー型認知症は認知症の中で一番多いとされており、男性よりも女性に多く発症します。

また脳血管障害性認知症の患者数があまり増加していないのに対して、アルツハイマー型認知症は明確な増加傾向があります。発症年齢による分類で65歳を境に早発型と晩期発症型（65歳以降）とに大別されます。

早発型のうち18歳～39歳のものを若年期認知症、40歳～64歳のものを初老期認知症といいます。早発型アルツハイマー型認知症は通常の認知症とは異なり、遺伝性の疾患であり、常染色体の優性遺伝を示す家族性アルツハイマー型認知症です。

物忘れと認知症の違い

ところで、最近テレビコマーシャルを見ていて気になることがあります。ドラマ仕立ての一場面ですが、初老の夫人が買い物をして、お金を支払った後、商品を受け取らず帰ろうとする場面です。その「うっかり」に対してナレーションが入ります。「うっかり」をそのままにしないように注意喚起するものです。いかにも単なる物忘れが認知症に進行してしまうかのような言い方です。**単なる物忘れは認知症の初期症状ではありません。**物忘れには、病気が原因で起こる場合と、病気の原因がないにもかかわらず忘れてしまう二通りがあります。本書ではこの病気が原因でない物忘れを、単なる物忘れと表現します。

単なる物忘れは年齢とともに増加することは事実ですが、単なる物忘れが多い人が認知症に移行しやすいという学術的データはありません。単なる物忘れは、脳の器質的な異常から生じる現象ではないので、ある程度の年齢の人であればあまり気にしすぎず、物忘れをなくそうとするよりもメモをとったり、写真に収めたり、忘れてしまっても大丈夫な対策を立てるほうがよいでしょう。

しかし、一般の人であれば物忘れと認知症による記憶障害とを簡単に識別はできません。

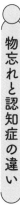

日常生活に支障をきたすような場合や、進み方が速いなどの場合は認知症などの病的な物忘れを疑う必要があり、進行を止める手立てをしなければなりません。

物忘れと記憶障害を簡単に判別する方法

単なる物忘れと認知症による記憶障害とを簡単に判別する方法を紹介します。認知症と物忘れの違いは区別が困難に思いがちです。しかし、認知症による記憶障害と老化による単なる物忘れにはその内容に違いがあります。

図表40のように認知症における記憶障害は記憶の断片的な喪失ではなく、体験全体の記憶を喪失してしまうという特徴があります。また、認知症の場合には記憶障害の自覚がないことも大きな特徴といえます。

そこで、両者の違いを確認するテクニックとして、「最近のニュースで大きな出来事を教えてください」と尋ねると単なる物忘れの場合は何らかの回答があるはずです。

ところが、認知症の場合は「最近はニュースを見ない」など、取り繕った話をする場合が多いといわれています。認知症による記憶障害を疑う場合は図表40の項目に照らし合わせてみてください。これらの項目に多くあてはまる場合は医療機関での検査を受けるよう

図表40　物忘れと認知症の違い

単なる物忘れ	認知症による記憶障害
日常生活に支障がない	日常生活に支障がある
自分で物忘れを自覚	自分で物忘れを自覚しない
作り話、取り繕いがない	話を取り繕う
出来事の一部を忘れる	出来事の全部を忘れる
1、2年で進行しない	1、2年で進行する

にしてください。

認知症による特徴

- やる気がなく、だらしなくなった
- ささいなことで怒りっぽくなった
- 同じことを何度も聞いたり話したりする
- テレビを見ても内容が理解できない
- 約束をすっぽかす
- 近所でも迷子になることがある
- 趣味や日課に興味を示さなくなった
- 今日が何月何日か分からない
- 料理、計算、運転などのミスが目立つ
- ついさっき電話で話した相手の名前が分からない

- 置き忘れや片付けたことを忘れ、常に探し物をしている
- 財布を盗まれたなどと人を疑うことがある

このように認知症と物忘れには明らかな違いがあります。これを少し科学的な違いで説明してみましょう。

認知症と物忘れの科学的な違い

本来記憶というのは、コンピューターで記憶するのと同様、目で見たことや、出来事を暗号化して神経細胞に留めておくことにほかなりません。神経細胞の一つ一つが暗号を記憶し、それを細胞間のネットワークで再構成することで、記憶の読み戻しをしています。つまり、コンピューターでいうメモリーチップのプラスとマイナスの信号を二進法で記録し、それを言葉などの表現に変換しているのです。まさに、人間の脳でも同じような変換が行われ、記憶を形に戻されているわけです。

物忘れは神経細胞の一つのみが失われるので、ある事象だけが思い出せない現象です。一方の認知症は脳細胞の塊が失われてしまうため、記憶の一部が失われるのではなく、記

憶のネットワーク全体、つまり出来事全てが失われてしまうのです。とあるテレビ番組を見て、主人公の名前を思い出せないのが物忘れですが、認知症ではそのドラマ全体の記憶が失われます。言い換えれば、**物忘れは一部の記憶の喪失、認知症は全体の記憶の喪失**です。物忘れは自分の名前など強く刻まれた記憶を忘れることはありませんが、認知症は自分の名前や自分の子どもの名前さえ忘れてしまいます。

このように、物忘れは病気ではありませんが、認知症は明らかな病気といえるのです。ちなみに、お酒を飲みすぎると、そのときの記憶がなくなり二度と思い出せない場合がありますが、これは物忘れがまとめて起こった現象と思えば分かりやすいと思います。かなりの量の細胞がアルコールにより死滅し、記憶が失われていると思ってよいでしょう。

まとめ

- ✔単なる物忘れは認知症の初期症状ではない
- ✔認知症の大きな特徴は、記憶障害の自覚がないこと

うつ病の発症理由

うつ病とは

うつ病とは気分障害の一種であり、抑うつ気分、意欲・興味・精神活動の低下、焦燥、食欲低下、不眠、持続する悲しみ・不安などを特徴とした精神障害です。多くの人がうつ病は外敵ストレスから発症すると考えていますが、そうとも限りません。

というのも、うつ病をその成因で分類すると、心理的原因がない内因性うつ病と神経症性の心因性うつ病に分けられます。内因性うつ病は脳内ホルモンの一種であるセロトニンやノルアドレナリンといった神経伝達物質の分泌や応答性が低下することで発症し、抗うつ薬が有効な場合が多い特徴を持っています。

一方、心因性うつ病はストレスなどの心因が強く関与しており、原因となった葛藤の解決や、葛藤状況から離れることなどの原因に対する対応が必要といわれています。

神経伝達物質について

神経伝達物質の働きはパーキンソン病やうつ病を考える上で非常に重要です。これら疾患に関与する神経伝達物質としてノルアドレナリン、ドーパミン、セロトニンが挙げられます。ノルアドレナリンは脳内からその量が不足すると無気力となり意欲が失われてしまいます。ドーパミンの場合は、脳内での分泌量が不足すると、何事に対しても無関心となり、性機能、運動機能も低下するといわれています。幸福感を担うホルモンとして有名なセロトニンの場合は脳内での分泌量が不足すると、感情のブレーキが利かなくなり、平常心が保てなくなってしまいます。

一方これら疾患とは直接関与しない神経伝達物質としてβエンドルフィン、γアミノ絡酸（GABA）があります。

βエンドルフィンはモルヒネと同じような働きをする物質で、「**脳内麻薬様物質**」ともよばれています。このホルモンの作用として、この物質が脳内で増加すると「ほっとする」「落ち着く」などの沈静効果がもたらされます。

γアミノ絡酸は我慢、切り替え、抑制など自制心の維持に働く作用を有しています。このγアミノ絡酸はＧＡＢＡといったほうがなじみがあるでしょう。そのホルモン作用から、また食品からも摂取しやすいことから、健康食品としてはごく一般的な成分であり、よくテレビコマーシャルでも耳にする名前です。特に最近では、疲労感やストレスを感じている人の睡眠の質向上に有用だとされています。

セロトニンを生合成するトリプトファン

さて、うつ病の話に戻りますが、**うつ病で重要な脳内ホルモンはセロトニン**です。このセロトニンの脳内での分泌量低下は、体内での合成原料である必須アミノ酸のトリプトファンの供給不足が原因と考えられています。**セロトニンは必須アミノ酸であるトリプトファンから生合成されます**。トリプトファンは電子伝達系で重要なニコチンアミド合成の出発原料になる一方、セロトニンやメラトニン合成の出発原料にもなります。

図表41に示すように、トリプトファンを原料とする生体物質はセロトニン以外にニコチンアミドもあり、生体の維持に重要です。ナイアシンという言葉のほうがなじみ深いかも

図表41　セロトニンの生合成

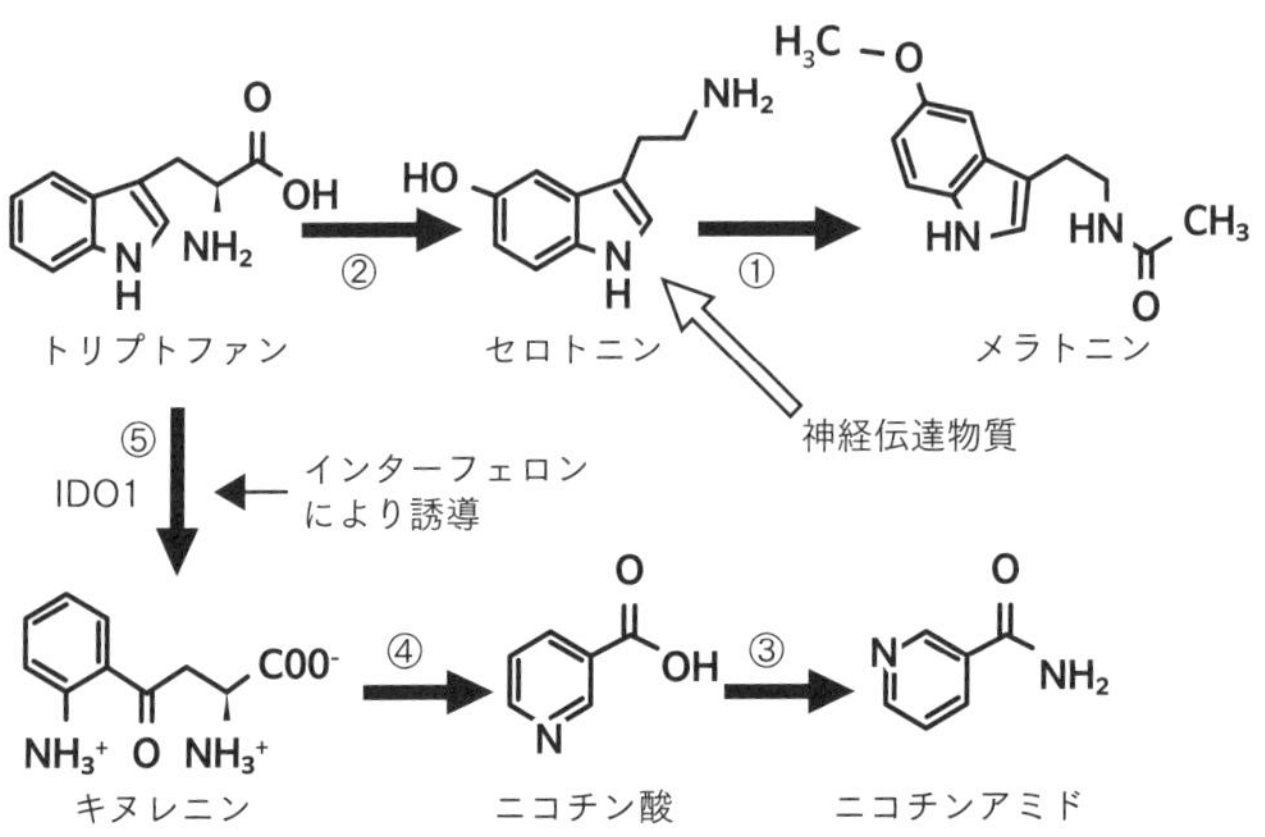

しれません。ナイアシンとは水溶性ビタミンB群の一つで、ニコチン酸とニコチンアミドの総称を示します。

トリプトファンからは体内で①、②に示す経路でニコチン酸が合成され、さらに③の経路でニコチンアミドと合成されていきます。このことから、ナイアシンの量はトリプトファン含有量も考慮してナイアシン当量で表します。

生鮮食品中では、ナイアシンは主にNAD+、NADPといったピリジンヌクレオチドという形で存在しています。食品を調理・加工する際には分解され、動物性食品ではニコチンアミドに、植物性食品ではニコチン酸へと戻ります。

ニコチン酸やニコチンアミドは、体内で

再びピリジンヌクレオチドへと変わり、脱水素酵素の補酵素として糖質、脂質、タンパク質の代謝、エネルギー産生に関与しています。

また、補酵素として、脂肪酸やステロイドホルモンの生合成、ATP産生、DNAの修復や合成、細胞分化など、幅広い反応に関与しています。このように、ニコチン酸とニコチンアミドは生体の維持に重要な物質です。そのため、図に示したトリプトファンからの合成経路では、ニコチンアミドへの経路のほうが④の経路でセロトニンへの合成経路よりも優先的に進んでしまいます。このため、合成原料であるトリプトファンが十分に供給されていない条件下では、セロトニン合成量が不足し、うつ病発症の危険が増加してしまいます。

図表41に示すように、トリプトファンからキヌレニンに至る、ニコチンアミド合成経路①の第1段目の酵素はインドールアミン-2,3-ジオキシゲナーゼ（IDO1）とよばれる酵素であり、これはインターフェロンという免疫関連物質などにより誘導されます。

インターフェロンは肝炎治療などの目的で利用されるため、治療目的でインターフェロンを投与すると、このIDO1が誘導され、トリプトファンはニコチンアミド合成の方向に向かってしまい、セロトニンやメラトニンを合成する経路の原料であるトリプトファンの供給が低下してしまいます。

その結果、セロトニン不足が生じてしまい、うつ病の発症を誘発してしまう危険性を伴います。インターフェロン投与の副作用としてうつ病が挙げられますが、これはこのようなメカニズムで副作用として現れると考えられています。

うつ病に効く機能性食品

うつ病に効果のある食品はいくつか知られています。

その第一は、トリプトファンです。乳製品や肉類はセロトニン合成の原料となるトリプトファン含有量が多く、生合成原料の供給源として効果が期待できます。特にレバー、チーズ、ヨーグルトなどに豊富に含まれています。

次にうつ病の予防に期待できる食品成分としてビタミンDが挙げられます。魚類ではセロトニンの吸収促進が期待されるビタミンDが豊富であり、特に鮭、サンマ、カレイ、イワシ、タラの肝油などの魚類、乳製品や卵、レバー、腎臓肉などにもビタミンD含有量が多いことが知られています。

チョコレートの原料であるカカオにはセロトニンの脳内拡散作用がある成分が含まれて

図表42　阻害剤の値と評価方法

阻害剤	IC_{50}値（μM）＊	評価方法
1-Ethyl-Trp	100	マウス樹状細胞
MTH-Trp	82.5	Briedge-IT 蛍光評価試験
6-chloro-DL-tryptophan	51	THP-1細胞
Norharman	43	THP-1細胞
1-Methyl-Trp	35.6	Briedge-IT 蛍光評価試験
ガラナール	7.7	組み換えIDO1
ガラナール	＜1	THP-1細胞
Amg-1	3	Briedge-IT 蛍光評価試験
INCB024360	0.01	HeLa細胞
INCB024360	＞30	THP-1細胞

＊IC_{50}値：50％阻害濃度のことで、ある評価系により酵素阻害の濃度依存性を測定し、阻害剤非添加のときの活性値の半分の値の阻害剤添加濃度で阻害活性の強度を比較する。

います。チョコレートを食べると「ホッ」として、幸福感が味わえるのはそのような理由と思われます。

ミョウガには前出のIDO1という合成酵素の遺伝子発現を抑制し、かつ酵素阻害活性を併せ持つガラナールとよばれる成分を含み、トリプトファンの消費抑制が期待されます。

このIDO1という酵素ですが、うつ病治療薬の医薬品開発ターゲットとして注目されており、IDO酵素の阻害薬が探索されています。

図表42に示すように、ガラナールの阻害活性は他の候補化合物に比べ強く、その効果が期待されます。現時点ではその効果について動物試験等により確認はされていませんが、今後の評価に期待したいところです。図表42における化合物はガラナール以外全て開発段階が臨床2相以上に進んでいる成分で承認が望まれている成分です。

まとめ

- ✔うつ病には心因性と内因性の2種類がある
- ✔内因性うつ病は予防の可能性がある

認知症はなぜ起こる？

アルツハイマー型認知症とは

認知症と聞いてすぐに思い浮かべるのは、**アルツハイマー型認知症**だと思います。アルツハイマー型認知症は、脳にアミロイドβやタウとよばれる異常タンパク質が形成され、神経細胞が破壊され減少してしまうために、神経伝達ができなくなると考えられています。

つい最近、世界で初めて認知症治療薬であるレカネマブが日本で承認され、ニュースになったのを覚えている人も多いでしょう。既存の認知症薬は神経の働きを活発にして症状の緩和を図りますが、この初承認のレカネマブは病気の原因となるアミロイドβを除去し、進行を抑えることを狙うタイプの新薬です。

これらアミロイドβやタウとよばれる異常タンパク質が形成されると、神経細胞が壊死してしまうことになり、脳自体が委縮してしまい、身体機能の維持にも障害をきたしてしまいます。やっかいなことに、症状が出る前より異常タンパク質の形成などの脳の異変は起きており、それらの異変がかなり進行した時点で症状が具現化してきます。

アルツハイマー型では**直近の出来事を忘れてしまう**という症状が見られます。これは記憶を司る海馬とよばれる部分に病変が起こるために、記憶の機能が失われると考えられています。実際は記憶障害が発生する数年前より、脳の異変は起きているとされています。

アルツハイマー発症の危険因子

アルツハイマー症発症の危険因子としては年齢、家族歴、ApoEe4などの遺伝子型（罹患リスク：5.5倍）、高血圧、糖尿病（罹患リスク：1.3-1.8倍）、喫煙、高脂血症、クラミジア肺炎球菌への感染などが挙げられます。喫煙はむしろ発症を抑制するとの疫学研究もありますが、最近の研究では危険因子として捉える場合の方が多いのが現状です。

正常な脳内ではアミロイドβ前駆タンパク質は可溶な状態で存在しますが、老化やApoEなどの外的な危険因子刺激により膜脂質組成の変化が起こります。さらにガングリオシド、亜鉛・鉄・銅などのイオンが作用し、脳内のセクレターゼというアミロイドβ前駆体を切断する酵素が活性化することでアミロイドβが形成されます。

このアミロイドβは水に不溶で、不溶化が進行し、凝集塊が形成されると、それが老人斑となってしまいます。この老人斑は脳内では免疫細胞である、マクロファージに類似のアストロサイトやミクログリアといった細胞に、不要な成分とみなされ、貪食によって除去されます。

免疫細胞は貪食作用により炎症反応が進みますが、この炎症反応が正常な神経細胞を殺してしまうのです。炎症と同時に酸化ストレス、グルタミン酸の興奮毒性とあいまってタウタンパク質という物質が関与し、神経細胞は原線維変化をもたらし、神経細胞を壊死してしまいます。

アルツハイマー症の病理学的特徴として、まず大脳の萎縮があります。この大脳委縮は神経細胞の変性消失を意味しており、またこの疾患の最大の特徴でもあります。

そして大脳の変化の特徴として、老人斑とよばれる大脳組織の病変が多発観察されます。この老人斑は前述のアミロイドβタンパク（Aβ）の凝集蓄積と神経原線維変化を特徴としています。この神経原線維変化は微小管結合タンパクであるタウタンパク質の凝集線維化です。この老人斑がアルツハイマー症の原因かどうかは確定していませんが、ほかの認知症では認められない特徴の一つです。

アルツハイマーの治療標的

これまでアルツハイマー症の原因について解説してきましたが、図に示すどの部分が治療薬のターゲットとなるのでしょうか？　このターゲットは治療標的ともよばれますが、主に以下に示すような項目が挙げられます。

・アミロイドができる過程に対するアミロイド標的
・タウタンパク質の線維化過程に対するタウ標的
・神経細胞に対する神経伝達標的
・脳内の炎症や酸化ストレスを標的とする抗炎症
・アミロイド前駆体切断酵素阻害
・タウタンパク質のリン酸化阻害

前述しましたように、世界に先駆けて承認されたレカネマブの治療標的はアミロイドができる過程に対するアミロイド標的です。

図表43　アルツハイマー病発症のメカニズム

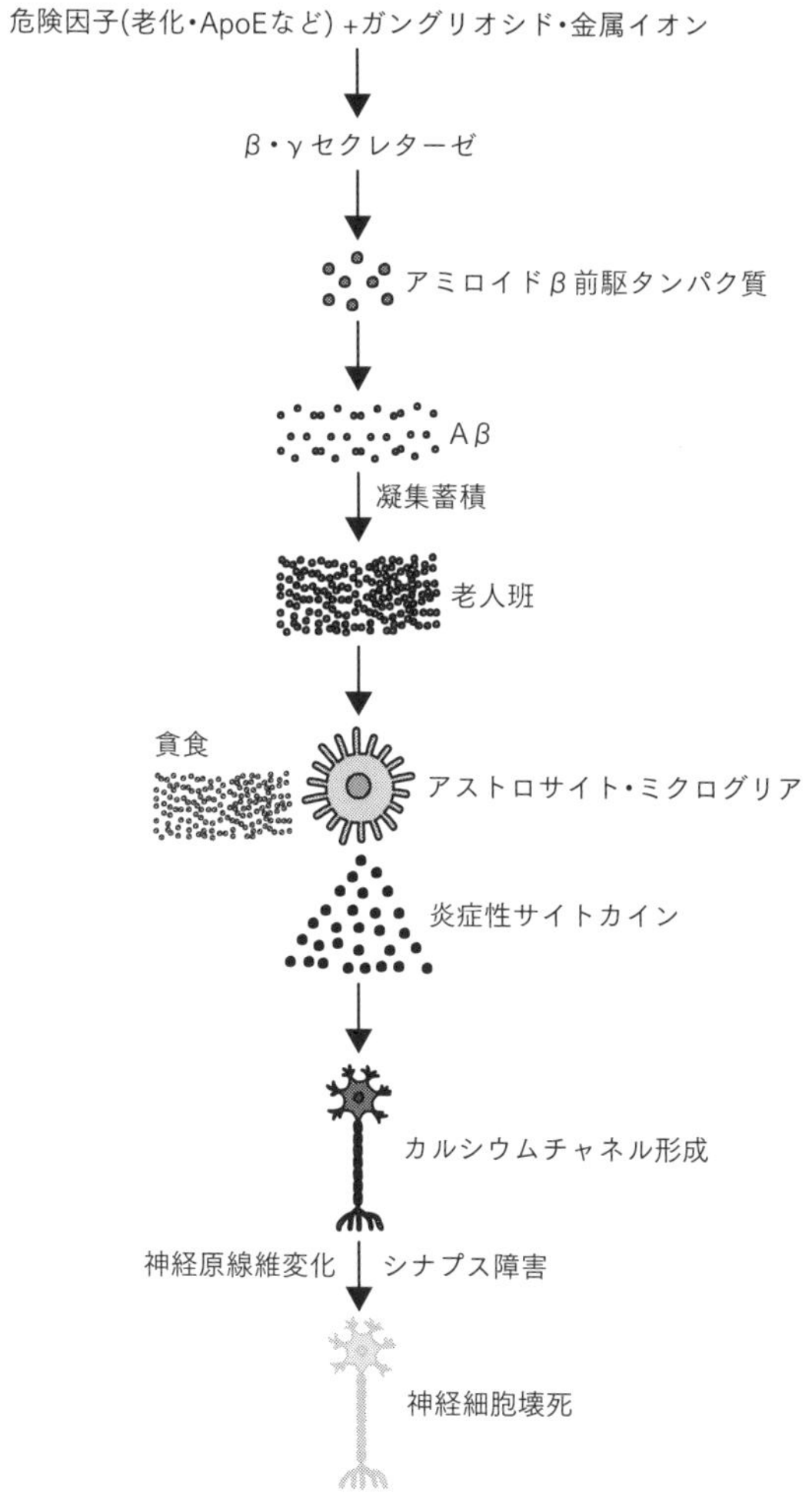

喫煙とアルツハイマーの関係

喫煙とアルツハイマーについて解説します。アルツハイマー症患者に関する疫学研究に以下のようなものがあります。

198人のアルツハイマー病患者および性、年齢の合った同数の対照者を調査対象にした症例対照研究により、**喫煙者群は非喫煙者群に比べて、アルツハイマー病が少ない**ことが初めて報告されました。

これら、疫学研究について19報の報告を統合する研究（メタアナリシス）が行われた結果、統合オッズ比0.64で、有意に喫煙者群の方が、アルツハイマー病が少ないという結果が得られています。これらを聞いた方は、喫煙はやはりアルツハイマーの予防になると思うことでしょう。

ところが、この研究について反論を述べている研究者がいます。喫煙はさまざまな疾患の原因や増悪因子にもなり得るため、非喫煙者群は喫煙による死亡が少なく高齢化します。それに対し、喫煙者は各種疾患により死亡してしまうリスクが高く、結果として非喫煙者はアルツハイマー病が多くなるのではないか？という論理です。

ところがさらに反論の反論もあります。アルツハイマー型認知症患者では、脳内のアセチルコリン遊離量が低下傾向にあり、喫煙によるニコチン摂取の影響により、アセチルコリンが増加し、その結果発症抑制効果があるのではないかとするものです。アセチルコリンは神経伝達物質として知られており、アセチルコリンの脳内での増加はアルツハイマー型認知症の症状緩和や発症予防につながる可能性は高いと思われます。

また、煙中に比較的多量に存在して生物学的活性の高いものとして一酸化炭素（CO）があります。体内で作られる微量の機能性ガスとして一酸化窒素（NO）というガスがありますが、この一酸化窒素は血管の細胞に作用し、血管の筋肉を弛緩させ血圧を下げる作用などさまざまなホルモン様機能を持っています。

一酸化炭素も一酸化窒素と同様にシグナルガス分子とよばれ、特に神経系において重要な役割を担っている可能性が示唆されています。

このように、喫煙は健康に良い側面があるのも事実です。喫煙習慣者が喫煙を継続する理由に、アルツハイマー型認知症予防を掲げるのはいいですが、**予防目的に喫煙をするのはおすすめできません**。

仮に喫煙が予防に有効だとしても、喫煙習慣ががんや代謝性疾患の発症、増悪リスクであることは事実ですので、認知症になる前に亡くなる確率は高いからです。ぜひ、賢い読者の皆さまはこの点を熟考していただきたいと思います。

パーキンソン病について

アルツハイマー型認知症の次に発症頻度の高い認知症はパーキンソン病です。パーキンソン病は脳内のドーパミンとよばれる脳内ホルモンの不足と、神経伝達物質のアセチルコリンの増加により発症する認知症の一つで、**50歳以降に発症することが多い疾患**です。

パーキンソン病では、中枢神経系を構成する重要な部位が集まる器官である、脳幹に属する中脳の黒質と、大脳の一部の線条体とよばれる部位に異常が起こっていることが明らかにされています。

黒質もしくは大脳線条体に異常が起こり、正常な神経細胞を減少させます。その結果、ドーパミンの量が低下し、黒質から線条体に向かう情報伝達経路が正常に作動しなくなる状態であることが判明しています。このため、姿勢維持や運動速度調節が制御できずにパーキンソン病特有の症状が現れると考えられています。

特徴的な症状として、**手足が震える、筋肉がこわばる、動作が遅くなる、歩きづらくなる**などが挙げられます。発症直後の症状は軽微なものですが、徐々に症状が進行し、十数年後には寝たきりになってしまうケースもあります。パーキンソン病の有病率は、人口10万人に対し１００人程度といわれています。

海外の有名人では、ボクシングの元チャンピオンであるモハメド・アリや、ハリウッドスターで、バック・トゥ・ザ・フューチャーの主人公を演じたマイケル・Ｊ・フォックスさんなどが知られています。

日本のタレントや俳優、小説家などでは、永六輔や岡本太郎、江戸川乱歩、三浦綾子、最近の方ではみのもんたさんなどがパーキンソン病であることを公表していらっしゃいます。みのもんたさんは、２００７年から２０２０年３月まで続けていた看板番組を突然退かれました。その理由として、「出演者たちのテンポについていけない」「若いタレントさんたちの顔を見ても名前が出てこない」といった司会者として必須のことが行えず、自身の病状を気づかれたからだそうです。後に、主治医からは、「パーキンソン病の初期症状の一つなのでは」といわれたと話しておられます。

現在もこの病気以外では健康で、芸能界を引退され、パーキンソン病の治療を受けながら、自身の父親が創業した会社の代表取締役会長を務めておられるそうです。このように、比較的なじみ深い方がこの病気を患われながらも、頑張られている話を聞くと、これら認知症の予防がいかに大事であるかを痛感します。

まとめ

- ✔アルツハイマー型認知症は、直近の出来事を忘れてしまう特徴がある
- ✔パーキンソン病は、50歳以降に発症することが多い疾患

認知症に有効な機能性食品

アルツハイマー症を抑制する食習慣

さて、本題のアルツハイマー症の発症を抑制する食についての話に移りたいと思います。

アルツハイマー症の発症を抑制する食習慣として、青魚（EPA・DHAなどの脂肪酸）の摂取、野菜果物（ビタミンE・ビタミンC・βカロテンなど）の摂取、赤ワイン（ポリフェノール）の摂取などが挙げられます。

1日に1回以上魚を食べている人に比べ、ほとんど魚を食べない人は発症の危険が約5倍です。食習慣を含めた生活習慣も加えて考えると、運動習慣もアルツハイマー型認知症予防には有効と考えられています。

特に運動習慣では、有酸素運動により高血圧やコレステロールのレベルを下げることで、脳血流量も増加させ発症の危険を減少するといわれています。

有酸素運動としては普通の歩行速度を超える運動強度で、週3回以上運動している人は、全く運動しない人と比べて発症の危険が半分に減少します。

知的生活習慣も効果があるといわれています。テレビ・ラジオの視聴、トランプ・チェスなどのゲームをする、文章をよく読む、楽器の演奏、ダンスなどをよくする人は、発症が減少するといわれています。

アルツハイマー症に効果のある食品について

アルツハイマー症に効果があると考えられる各種食品を図表44に示します。

オメガ3脂肪酸であるDHAは動脈硬化や血栓形成を予防し、血圧を下げる働きがあることから、脳機能自体の改善にも寄与していると考えられています。

また、脳内にDHAを供給すると、壊死した神経細胞周囲に残余した生存細胞を増殖させる働きもあるとのことです。

アルツハイマー型認知症は欧米人に多くアジア系には少ないといわれています。欧米人があまり青魚を食べないのに対し、アジア系の人は青魚を多く食べることから、青魚に多

図表44　アルツハイマー病に効果のある食品

食品	関与成分	作用メカニズム
茶	カテキン・テアニン	不明
青大豆	不明	Aβ産生抑制
青魚	オメガ３脂肪酸	脳の海馬でリン脂質として細胞膜形成に寄与
肉類	コエンザイムQ10	脳機能低下抑制
甲殻類	アスタキサンチン	脳神経の脱落・変性抑制

く含まれるＤＨＡとの関連が早期より推測されていました。

アルツハイマー病で死亡した人の海馬周囲リン脂質中ＤＨＡ含有量は7・9％であったのに対し、アルツハイマー病以外で死亡した人では16・9％であったことから、ＤＨＡは発症抑制に関与している可能性が示唆されています。

ＤＨＡは正式な名称でドコサヘキサエン酸および、オメガ3脂肪酸という脂質の一種です。オメガ3脂肪酸にはＤＨＡ以外にエイコサペンタエン酸（ＥＰＡ）もあります。

ところで、某洋酒酒造会社がオメガ脂肪酸という名称を勝手に作ってコマーシャルで大々的に放送していますが、**このオメガ脂肪酸という言葉は科学的には認知されて**

いない表現です。なぜかというと、オメガという言葉はギリシャ語のオメガですが、有機化合物の二重結合の位置を示す目的で使われます。有機化合物は主に炭素、酸素、水素が元素として含まれますが、元素の分子量が大きい塊に一番近い位置の炭素の位置をアルファー位とよびます。

本来であれば、アルファー位の炭素から何番目の炭素の位置に二重結合があるかで、その数字を含めてその有機物の構造を示すような表現をします。

この正式名称には3という数字はありません。ではオメガ3の3は何なのでしょうか？DHAとEPAの構造の違いはアルキル鎖という炭素の直鎖の数の違いだけです。DHAはアルキル基の炭素数が21個なのに、EPAは19個です。オメガ3脂肪酸の機能に関係のある構造は末端の炭素、DHAの場合22番目、EPAの場合は20番目の炭素を1番目として、この位置から見て、3番目の後ろ側に2重結合があるのが共通の特徴です。ですので、正式名称では同じ末端の位置について共通性を持てないのでアルファーと対照的に遠い位置を示す炭素の位置をオメガ位と呼ぶことにしたわけです。そのオメガ位から3番目の位置に2重結合がある有機物をオメガ3と呼ぶことにしたわけです。

一方で、二重結合を有するアラキドン酸などの脂肪酸にはオメガ位の炭素から3番目には二重結合がなく、6番目の炭素の後ろ側に二重結合があります。ですので、アラキドン酸はオメガ6脂肪酸に属する脂肪酸です。

話を戻しますが、某洋酒酒造会社のいうオメガ脂肪酸という呼称はその言葉からはオメガ位を持つ脂肪酸ということになり、すべての不飽和脂肪酸が該当してしまいます。もともとこの会社はアラキドン酸、ＤＨＡ、ＥＰＡをセットにして販売しようと目論んだことから、このように科学の定義を無視した名称を勝手に作ってしまったわけです。

おそらく、この会社の研究者からはこの名称を使うことに反対意見が出たと思いますが、営業戦略のほうが勝ってしまった結果、このような名称を使い始めたと想像しています。

このオメガ3脂肪酸は世界で注目されている食品由来成分です。その発見について面白い話がありますので、少しページを割いて解説します。

図表45をご覧ください。この表はあまり青魚を食べず、野菜はよく食べるデンマーク人と、緯度の近い地域に住み、青魚をよく食べ野菜類をほとんど食べないイヌイットの各種疾患の死因別死者数を比較したものです。

オメガ3脂肪酸摂取が健康機能に良い影響を及ぼす効果の発見のきっかけはイヌイットの疫学調査に由来します。イヌイットは主に海獣やイワシ類などの魚肉をよく食べ、ほと

図表45　デンマーク人とイヌイットの死因別死者数の違い

疾患名	デンマーク人(人)	イヌイット(人)
心筋梗塞	40	3
がん	53	46
消化性潰瘍	29	19
乾癬	40	2
気管支喘息	25	1

んど野菜は食べない食事であるにもかかわらず、心筋梗塞による死亡率が極端に低く、その比率はデンマーク人の10分の1にも満たない結果となっています。

その後の各種研究によりＥＰＡやＤＨＡなどのオメガ3脂肪酸には心血管疾患を低減する効果が実証されました。

ある疫学研究によると、オメガ3脂肪酸の多い魚およびオメガ3脂肪酸を多く摂取するグループは肝がん発生リスクが低くなっていることも報告されました。

青魚を食べても大腸がんの発症リスクは下がりませんが、青魚由来のオメガ3脂肪酸およびオメガ3脂肪酸を多く摂取しているグループは結腸がんのリスクが低下することも確認されています。そのほか、オメ

図表46　デンマーク人とイヌイットの脂質の違い

脂肪酸	食事脂質		血小板脂質	
	イヌイット	デンマーク人	イヌイット	デンマーク人
アラキドン酸	0.4	—	8.5	22.1
EPA	4.6	0.5	8.0	0.5
DHA	8.5	0.3	9.1	2.7

ガ3脂肪酸には、血中中性脂肪低下作用、血圧改善作用、関節リウマチ症状緩和効果、乳児の成育、行動・視覚発達補助効果、うつ症状緩和効果などが知られています。このように、オメガ3脂肪酸にはさまざまな健康機能性があり、食品成分であるにもかかわらず医薬品としても臨床試験が行われ承認されています。

また、イヌイットは出血したとき血が止まりにくく、血漿《けっしょう》中の脂質に、血を固まりにくくする物質として、EPAの発見につながったともいわれています。前述したように、心筋梗塞と血液凝固抑制は深く関係しています。

心筋梗塞は心臓の冠状動脈という心臓の筋肉に血液を送る血管が動脈硬化を起こし、

そこに血栓ができることで発症します。血栓はまさに血液凝固が原因ですので、血液凝固が抑制されれば心筋梗塞が起こりにくくなるわけです。

図表46を見ていただいても分かるように、食事中の脂質はＥＰＡやＤＨＡといったオメガ3脂肪酸がイヌイットでは多く含まれています。同様に血小板中の脂質組成もイヌイットの場合はオメガ3脂肪酸の比率が多く、これが血液凝固抑制に関係しています。

このようにオメガ3脂肪酸にはさまざまな機能性がありますが、特に脳神経疾患に対する効果が注目され、期待もされています。この成分の過剰摂取についても、出血傾向増加以外、ほとんど副作用は知られておらず、安心して利用できる食品成分といえるでしょう。

まとめ

- ✔青魚を食べる、運動習慣があるなどはアルツハイマー型認知症予防に有効
- ✔オメガ脂肪酸という言葉は科学的には認知されていない表現

青大豆の脳機能改善効果について

青大豆で脳機能が改善すると分かった実験

第2章で紹介した青大豆には、脳機能改善効果も確認されています。そこで、この青大豆の脳機能改善効果について詳しく解説していきましょう。

青大豆または黄大豆を熱水で抽出し、乾燥したものを3％の濃度で添加した飼料を、SAMP10という老化促進モデルマウスに与え、12カ月間飼育しました。11カ月の時点、および12カ月の時点で学習・記憶能を測定したところ、青大豆摂取群では黄大豆摂取群に比べ、加齢に伴う学習・記憶能の低下が有意に抑制されました。

Y字迷路を用いて空間作業記憶能を比較した結果、青大豆摂取群および黄大豆摂取群ともに有意に改善されました。Y字迷路とは、空間認知記憶評価実験の一つで、自発交替行

図表47　自発交替行動試験に使うY字型装置

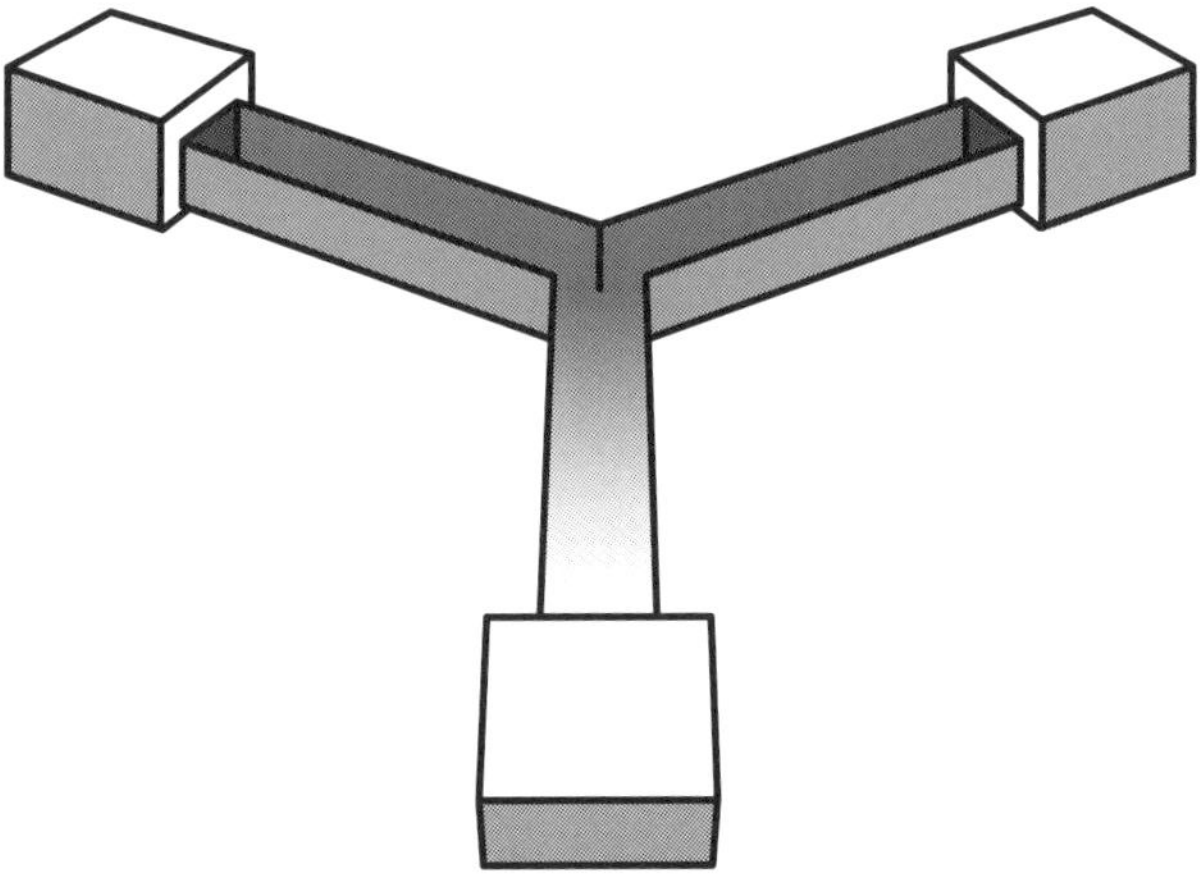

動試験に用いられる迷路です。
　自発交替行動試験というのはラットやマウスを用いた試験の一つで、Y迷路内探索において、直前に進入した路とは異なった路に入ろうとする習性を利用した試験方法です。測定方法は図表47のようなY字型の装置を用います。

　仮に手前側の路をA、左奥をB、右奥をCとした場合、最初にAにマウスを置き自由に移動させ、マウスの路への進入回数を記録します。設定した時間に移動した路をA→B→C→B→A→B→C→B→Aなどと記録します。
　この試験から得られるのは、自発行動量と空間作業記憶です。自発行動量とは一定時間で路へ侵入した総進入回数から求めることができます。前述の場合だと、路への総進入回数は最初のAを除いた8回です。

空間作業記憶は3回連続して異なる路へ進入した回数を路への総進入回数から1を引いた値の百分率で求めることができます。マウスなどの動物は迷路のような路が複数に分かれていた場合、侵入した路を記憶し、次にその交差点に来たときは異なる路を選ぶ習性があります。

本来は、路を進めば餌が得られる、あるいはその迷路から脱出できるなど目的を持って路を進むわけですが、人が迷路へ入ったときと同様いち早く迷路から抜け出すことができるように、侵入経路を記憶するわけです。

ところが、マウスも人と同様老化が進むと、この空間記憶が悪くなってしまいます。青大豆の評価に用いたマウスはSAMP10マウスといい、老化が促進するマウスです。このマウスはSAMというSenescence-Accelerated Mouse（老化促進マウス）の頭文字からとった名前で、マウスの認知症モデルとして用いられ、老齢になる前の週齢から記憶が低下してしまいます。

高齢者では前頭前野の萎縮や学習・記憶能の低下が確認されますが、このマウスは早期に大脳の萎縮、学習・記憶能の低下、脳内の活性酸素発生量が多いなど、人間の高齢者と同様の症状を示します。

黄大豆より青大豆のほうが効果がある?

Y迷路試験は電気ショックなどの強いストレスを伴わないことから、比較的に簡便な試験方法であり、短期記憶の一種である作業記憶の評価方法として有用です。

マウスなどのげっ歯類は夜行性であるため、暗所に移動したがりますが、設置した暗所に電流が流れる仕組みをしておき、マウスをこの装置に入れると、最初は暗所に移動しますが、電気ショックですぐに明所へ引き返します。

ところがSAMP10マウスのように老化が促進され、記憶が低下しているマウスの場合は、再び暗所に行き、明所へと戻る時間が短くなってしまいます。この試験では暗所への再移動時間が短縮されることで学習能が評価されます。青大豆はY迷路試験と同様にこの試験でも黄大豆よりも学習能が良くなっていることが確認されました。

青大豆の評価試験において、得られた脳の遺伝子発現の網羅的解析であるDNAマイクロアレイ解析を行ったところ、青大豆摂取群では黄大豆摂取群とは異なる遺伝子発現の変化を示すことが明らかとなりました。

これらのことから、青大豆と黄大豆では脳に対する作用が異なること、青大豆には加齢に伴う学習・記憶能の低下に対し改善作用があることが認められました。

まとめ

- ✔ 青大豆で脳機能が改善すると実験で判明している
- ✔ 加齢に伴う学習・記憶能の低下が有意に抑制される

パーキンソン病に効果を示す食品

パーキンソン病にはどんな食品が効く？

パーキンソン病に効果を示す食品はいくつか報告されています。図表48にパーキンソン病に効果があると考えられる各種食品を示します。

ヤマブシタケに含まれる成分のへリセノンは、認知症に効果があるとして近年注目されています。アルツハイマー型認知症のみならずパーキンソン病も、主に脳にある神経細胞（ニューロン）の消失によって引き起こされるといわれています。それを防ぐのがNGF（神経細胞成長因子）というタンパク質です。へリセノンはNGFの遺伝子発現量を増加させ活性化する作用があるため、ニューロンの消失を防ぐことができるといわれています。

もちろん、老化によるNGFの衰えだけでなく、若い脳細胞のNGF活性効果も十分期

図表48　パーキンソン病に効果がある食品

食品	関与成分	作用メカニズム
ヤマブシタケ	ヘリセノン	ヘリセノン神経栄養因子として
豆類	L-DOPA	ドーパミンの前駆体として
青魚	オメガ３脂肪酸	脳の海馬でリン脂質として細胞膜形成に寄与
肉類	コエンザイムQ10	脳機能低下抑制
甲殻類	アスタキサンチン	脳神経の脱落・変性抑制

待できます。ヤマブシタケには脳を活性化するこのヘリセノンという成分が含まれていることが分かっています。

天然のヘリセノンはヤマブシタケ固有のもので、ほかのきのこや食物では摂取することができません。**ヘリセノンは動物の学習能力や記憶力のネットワークに有効で、認知症に高い効果がある**といわれています。

基本は薬物療法

パーキンソン病治療の基本は薬物療法です。この病気は大脳の下にある中脳という部分の黒質に存在する、ドーパミン神経細胞とよばれる細胞が減少して起こるといわれています。このドーパミン神経細胞が減ってしまうと体が動きにくくなり、ふるえが起こりやすくなります。

ドーパミン神経細胞が減少する理由は分かっていませんが、現在はドーパミン神経細胞の中にα－シヌクレインというタンパク質が凝集して蓄積し、ドーパミン神経細胞が減少すると考えられています。このα－シヌクレインが増えないようにすることが、現在の治療薬開発の大きな目標となっています。

ドーパミン神経細胞はその名前の通り、ドーパミンが神経伝達物質として働いている細胞であり、当然、ドーパミン含有量も多い細胞です。パーキンソン病はこのドーパミン神経細胞が減少してしまうため、少なくなってしまったドーパミンを補うことで、症状の改善が期待されます。

ドーパミン自体は飲んでも脳へは移行することができません。これは脳には血液脳関門というフィルターのような装置があるため、脳内に移行できないのです。そこで、ドーパミン前駆物質であるL-DOPA（レボドパ）という物質が利用されます。

L-DOPAは腸から吸収され血液脳関門を通過することができ、脳内へ移行し、ドーパミン神経細胞に取り込まれてドーパミンに変換されます。その後シナプス小胞という部分で取り込まれ、運動調節のために神経伝達物質として放出され、ドーパミン受容体に作用します。このように**L-DOPAは医薬品として承認され用いられている成分ですので、その**

効果は十分期待できます。

L-DOPAは豆類に多く含まれている

このL-DOPAはアミノ酸の一種のチロシンと似た構造の化合物で、食品中にも含まれています。特にL-DOPAを多く含む食品は豆類です。豆類のなかでL-DOPAを比較的多く含む豆はソラマメです。ソラマメにL-DOPAが、およそ１００g中に１００g前後含まれています。最近は新芽であるスプラウトにより多くL-DOPAが含まれています。ソラマメの新芽には、１００g中にL-DOPAが５５０mg含まれていたとのことです。

さらに多く含まれている豆類があります。それが、ムクナ豆です。ムクナ豆は日本ではハッショウマメ（八升豆）とよばれ、マメ亜科トビカズラ属に属する植物で、ビロードマメ（Mucuna pruriens）の変種の一つです。ハッショウマメという名前の由来には、豊作のときは八升取れるから、あるいは八丈島から渡来したため、など諸説があります。このムクナ豆には１００g中にL-DOPAが２０００～５０００mg含まれているというのです。この量であればムクナ豆を食べることで、十分な効果が期待できます。

ＥＰＡやＤＨＡなどのオメガ３脂肪酸については、パーキンソン病の場合もアルツハイマー型認知症と同様ですので、ここでは特に記載しません。

コエンザイムQ10について

次に挙げられる効果のある物質ですが、それがコエンザイムQ10です。このコエンザイムQ10は一時ブームとなり、さまざまな食品に添加され評判となりました。コエンザイムQ10はビタミンの一種で、ミトコンドリア内膜や原核生物の細胞膜に存在する電子伝達体の一つです。高校時代に生物を履修した人ならなんとなく思い浮かべるかもしれませんが、電子伝達系はTCAサイクル、クエン酸回路といった呼吸によりエネルギーを生み出す仕組みに深く関与した仕組みの一つです。つまり、食べ物を食べて、そのエネルギー源であるブドウ糖を筋肉で力に変える仕組みの一つです。その仕組みの一つの電子伝達系でとても重要な役割をしているのがコエンザイムQ10です。

先ほどビタミンの一種とお伝えしましたが、正確にはビタミンではありません。というのも、ビタミンの定義はヒトの体の中で合成ができなく、かつ、生物が生きていくうえで重要な役割を果たしている低分子性の科学物質とされています。しかしコエンザイムQ10は生物が生きていくうえで重要な役割を果たしている低分子性の科学物質であるにもかかわらず、人の体内で少しは合成できるからです。

少しとはいっても、**その機能はビタミンとよんでも問題ないくらい重要な仕事をしています**。このコエンザイムQ10はさまざまな役割を持っており、かつてビタミンQとよばれたこともあります。しかし、ヒト体内で合成することができるためビタミンとは認められなくなってしまいました。

パーキンソン病患者に対するコエンザイムQ10は、薬物治療していない患者とL-DOPA治療を行っている患者を対象とした臨床試験で、その効果が評価されました。

その結果、L-DOPAとコエンザイムQ10の併用によってL-DOPA単独よりも高い治療効果が得られることが示唆されました。すなわち、コエンザイムQ10単独ではパーキンソン病に有用な効果はありませんが、L-DOPAとともに摂取すれば有用である可能性が示唆されたわけです。

コエンザイムQ10が多く含まれる食品

コエンザイムQ10が多く含まれる食品には、イワシやサバなどの青魚のほか、牛肉、豚肉、ナッツ類が挙げられます。しかし、日本コエンザイムQ協会が推奨する1日あたりの

図表49　コエンザイムQ10が多く含まれる食品

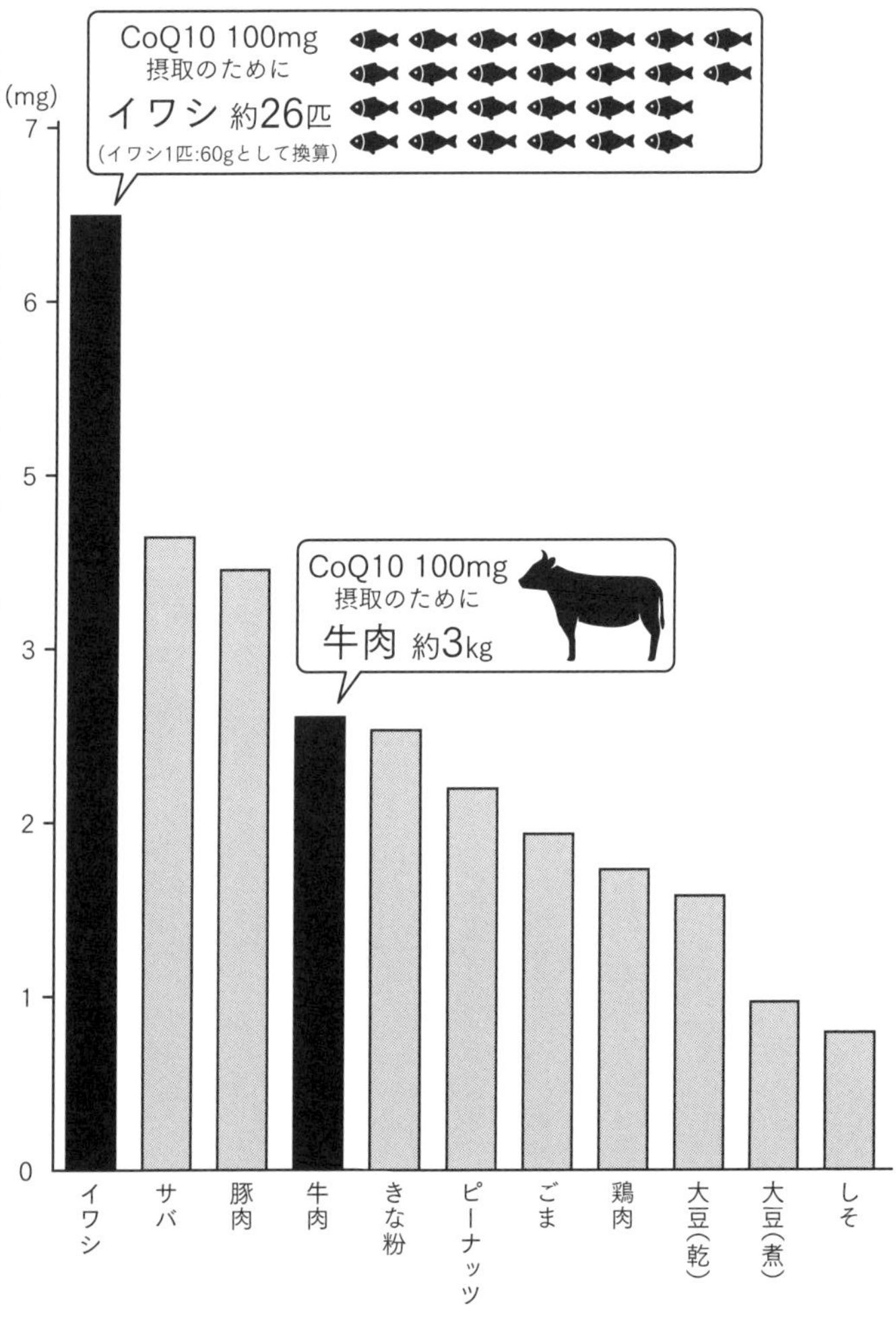

摂取量目安１００㎎を摂取しようとすると、最も多く含まれるイワシでさえ毎日約26匹（1匹60ｇとして換算）食べなくてはなりません。

そこでパーキンソン病の方にコエンザイムQ10を含む食品で効果を期待するには、L-DOPAを多く含む豆類を食べ、かつイワシを食べることでより強い効果が期待されます。

パーキンソン病に効果がある食品成分の最後は、アスタキサンチンです。アスタキサンチンはアルツハイマー症にも効果があると確認されていますが、パーキンソン病のモデル動物での結果では、歩行障害の改善が確認されています。モデルマウスで自発運動を測定すると、アスタキサンチン投与群では自発運動が増加しており、パーキンソン病の3大症状の一つである活動量低下が改善することが判明しています。

まとめ

- ✔パーキンソン病には、ニューロンの消失を防ぐことができる食品が有効
- ✔L-DOPAやコエンザイムQ10が特に有効

目からうろこが落ちる機能性食品の利用法

機能性食品を見極めるヒント

まず最初にいえることですが、多くの健康食品は効果があるかどうか、試してみて実感があるかどうかが重要です。誰もが効くかどうか分からないものにお金を出そうとは思わないでしょう。

実は、販売側からこのことを考えてみると、効かない成分を売っているならその成分に自信があるはずはありません。そこで、効かないものを売るためにこの商品が効いていることをいかにアピールしようかと考えるわけです。つまり、**頻繁にコマーシャルする商品ほど効かない**と思ってかまいません。なぜなら、実感が最も重視される商品なのですから、本当に効果がありそれを実感できるのなら、黙っていても売り上げは伸びるからです。逆にいえば、効かないからこそコマーシャルが必要なのです。今買えば半額、何％引きなどで、購買意欲を刺激する商品もよく見かけます。これは、好意的に見れば、一度試して実感があれば、2回目以降も買ってくれるから、割引しても元が取れるとの考えが成り立ちます。

しかし、そこにも落とし穴があります。消費者側がこのような意図で売っているのだろうと思い購入した場合、消費者の心理としてはこの商品は本当に効くのだという思い込みが働いてしまいます。そうすると、プラセボ効果が働き、心理的効果により実際に効果を感じてしまうということが起こります。

しかし、これは一時のことで、実際には効果ない商品なのですから、長く続けていくとやはり効かないのが後に分かり、後悔することになってしまいます。

昔は、ご近所さんの間で広まるような本当の意味での口コミしかなかった世の中でしたが、今はネット社会でSNSによる口コミが異常に早く、かつ膨大に表出されます。本当に効果のある成分は宣伝しなくてもあっという間に広がります。

本当に効果があり、自分に合った機能性食品を見つけるのはSNSを頼ればいいのでしょうか？　それは必ずしもいいとは限りません。なぜなら、SNSはフェイクも多いからです。極論でいえば、**健康に良いという食品に関するSNSの投稿の半分は迷信**といっても過言ではないでしょう。

サプリメントを選ぶとき、必要以上にSNSの口コミや評価を鵜呑みにするのはおすすめできません。なぜかというと、機能性食品の成分は誰もが効果を得られるとは限らないからです。その成分が自分に適合するかどうかは、試してみない限りはわかりません。医学用語に有効率という表現がありますが、医薬品でも有効率は100％というものはありません。

つまり、**人によっては効かない場合が必ずある**わけです。というのも、人はそれぞれ、顔が異なるように、遺伝情報も薬物の代謝機能、アレルギーの有無、年齢、性別など異なっています。先天的な違いに加え、生活習慣や嗜好性などにより、成分の有効性は変化する可能性もあります。人はそれぞれに異なる体質があるので、同じように効果が出るかどうかは、試してみないと分からないわけです。このことは、たとえ他の人に効果があったとしても、ご自身には効果が出ないということも十分に考えられるわけです。

SNSなどを通じ、口コミ・評判で「効果があった」と掲載している人は、運動習慣などの生活習慣の改善をした上で補助的に機能性食品を摂取していたのかもしれません。さらに、問題なのは、最近の広告はうまく作られており、口コミ・評判の情報源をたどってみると、実際は販売元が広告で出しているキャッチコピーだったということもあり得ます。

機能性食品の販売で多く使われる手ですが、新聞の1面を使い、ある成分の効果を医師が大々的に紹介します。次のページをめくると販売会社による、その成分が含まれる食品の広告が一面にあったり、翌日の新聞に広告が掲載されたりします。こういった広告形態をアドバトリアルといって、大手の健康食品会社がよく使います。機能性表示食品制度ができてからは、この手の広告は少なくなりましたが、消費者にとっては注意が必要なことは変わりません。

ですから、新聞やSNSなど、他人やサイトの口コミ評価だけではなく、自分が納得できる成分は慎重に見極める必要があります。ある程度続けてみて効果を実感できないときは、別の成分を試してみることも大事です。

口コミなどに頼らず自分に合う機能性食品を探す方法

さて、それではどうしたら口コミや広告などを頼らずに自分に合った機能性食品を探せるのでしょうか。やはり、本書のように機能性食品の専門家が書いた著書を参考にするのがベストと思われます。なぜなら、多くの研究者は真摯に研究を行っており、科学的に効果を立証するよう努力しているからです。

ここで、一つ注意が必要です。あまり医師が書いた著書はおすすめできません。医師は医薬品開発に携わることは多くありますが、機能性食品を直接研究する方はほとんどいないからです。当たり前ですが、病院の経営から考えれば患者に医薬品をすすめるほうが機能性食品をすすめるよりも収入につながるわけです。普通の医師には、実際に機能性食品の効果を試す機会が少ないわけです。医師が書かれている機能性食品に関する著書は少なくありませんが、そのほとんどは機能性食品の販売会社からの委託で書かれているケースが多いようです。

もちろん開発過程で臨床試験を大学病院などに依頼するケースもあるため、全てとはいいません。しかし、専門に研究をされている研究者の考えのほうが良い機能性食品に出合える可能性は高いと思います。

機能性食品市場の拡大は国策でもあります。ですので、多くの情報を国も提供していま す。各省庁サイトでもサプリメント情報を確認してみましょう。厚生労働省や消費者庁、食品安全委員会などでは、健康食品に関する情報を発信しています。正しい情報を得るためには、公的に配信されている正しい情報をチェックすることも大切です。

信頼できるサイトから気になる成分について調べることもできます。特に食品安全委員会のホームページでは、機能性食品成分による安全性についての掲載もあります。摂取して自分の体質には合わないと感じたら、各成分のリスクに当てはまるかをチェックし、継続すべきかどうかを自分自身で判断することも可能です。

厚生労働省では「健康食品の正しい利用法」というマニュアルブックをＰＤＦ形式で配信しています。スマホやパソコンで閲覧できますので、正しい情報を賢く利用しながら、自分の体に合うものを選ぶのも一つの方法です。

まとめ

- ✔ひんぱんにコマーシャルをする機能性食品は効果が少ない場合が多い
- ✔医師ではなく機能性食品研究者の勧める食品を選択しよう

おわりに

この本を読み終えた人は『命の回数券』を手に入れる方法を理解できたことと思います。その回数券で健康長寿の空へ飛び立つかどうかは『あくまであなた次第』です。というのも、読んだだけでは命の回数券は手に入りませんし、手にした回数券の利用にはそれなりの継続が必要です。私は宗教家ではないので、「信じよ、さらば救われる」とはいいませんが、何事も飽きずに続けなければ目的は得られません。継続は力です。

それともう一つ。本書で紹介した食品成分は薬でもなければ魔法の秘薬でもないので、自堕落な生活習慣を是正できるわけではありません。ある程度の健康的な生活の上で効果を示すことをお忘れなきようお願いいたします。

これまで、本といえば学術書や教科書しか執筆してこなかった私ですが、今回一般の方向けの本の執筆をすることになり、何かと戸惑うことが多い日々でした。執筆のタイミングとしては、大学の教授を定年退職し、十分な時間もありそうな時期でしたので執筆依頼を引き受けました。しかし、私自身がやり残した研究を行うための研究所を立ち上げることとなり、かなり多忙となってしまいました。気軽に1章あたり2カ月の執筆ノルマを引き受けましたが、締め切り前には四苦八苦の状態でした。とはいうものの、普段、使いなれない「ですます調」文体も次第に慣れ、少しずつ執筆が楽しくなってきました。理系の私は中高のころは国語が苦手で、就職後はよく上司に文章を直されたものです。そんな私が本を書いているのですから、人生って面白いものです。国語が苦手ではありながら、本を読むことは好きで、今も毎日本を読んでいます。そんな日々の読書生活が執筆に役立ったことはいうまでもありません。

さて、自分自身のことはさておき、本書のことですが、このような本の企画を思い至った編集者の方々には大変感謝しております。というのも、研究者は自分が発明、発見した事柄を論文や特許という形で発表し、それで終わってしまう場合がほとんどです。とても良い発明であったとしても、それがすぐに商品化されたり、一般家庭に普及したりするのはまれなことです。ところが本の場合、多数の読者とその研究内容を共有することができるのですから、研究者にとっては願ったりかなったりの広報活動です。

「はじめに」でお示ししたように、2023年1月に日本テレビ系列の『カズレーザーと学ぶ。』という番組に出演したときには、紹介した食材が売り切れたり、食材を扱う企業の株価が上昇したりと、反響はかなりのものでした。この番組以前にもNHKや静岡の地方局の番組に出演したことがありましたが、それほどの反響の実感はありませんでした。というのも、NHKの場合はコロナ禍の最中であったことが影響しているようですし、静岡の場合は全国放送ではなかったため、視聴者数が少なく、それほどの反響がなかったのかもしれません。しかし、『カズレーザーと学ぶ。』という番組は人気も高く、全国放送の番組ですので反響も強かったのだと思われます。

一方で、本の場合は瞬間的な反響は少ないものの、長期にわたり書店に並ぶ可能性が高く、その分多くの方の目にとまると思われます。多くの方に本書を読んでいただき、命の回数券を手に入れるだけでなく、アレルギーなどの予防に役立てれば幸いです。また、内容に共感いただけた方々におかれては、家族や知人の方にも本書を読んでみるようおすすめしてみてください。私はこの本で印税収入を期待しているわけではありません。もちろん印税収入が多いことに越したことはありませんが、大谷選手が年俸を10年間は低く抑えた真意が勝つための野球にあるように、私も、私の研究が広く世間に喧伝されることに真意があります。この私の趣旨に賛同された方は、ぜひ宣伝をお願いいたします。

本書を読み終えた読者の方々には、宣伝以外の意味でも、ぜひ忌憚のないご意見をSNSなどによりお聞かせください。今後の執筆活動に役立たせていただきたいと思います。何分一般書の執筆は初めての私の書いた本ですので、つたない文章で読みにくかったかもしれません。この点寛容な気持ちでご容赦いただければ幸いです。最後まで読み終えていただいた皆さまに改めて感謝の意を込めてご挨拶とさせていただきます。

代謝機能研究所　所長　今井伸二郎

今井伸二郎（いまい・しんじろう）

代謝機能研究所　所長
東京工科大学　名誉教授
藤田医科大学　客員教授

1984年、東京大学大学院農学系研究科修士課程修了（農芸化学専攻）。日清製粉株式会社中央研究所勤務。2002年博士（医学）（東京医科歯科大学）。2005年東京農工大学非常勤講師。2010年静岡県立大学客員教授。2014年東京工科大学教授。著書、監修に『機能性食品学』（コロナ社）、『花粉症等アレルギー疾患予防食品の開発』（シーエムシー出版）がある。

最新科学で発見された
正しい寿命の延ばし方

2024年2月20日　初版発行

著　者　今井伸二郎
発行者　野村直克
発行所　総合法令出版株式会社
〒103-0001 東京都中央区日本橋小伝馬町15-18
EDGE小伝馬町ビル9階
電話　03-5623-5121
印刷・製本　中央精版印刷株式会社

落丁・乱丁本はお取替えいたします。

ISBN 978-4-86280-934-6
総合法令出版ホームページ　http://www.horei.com/